R.G.H. Scheurink

Medische hulpmiddelen

R.G.H. Scheurink

Medische hulpmiddelen

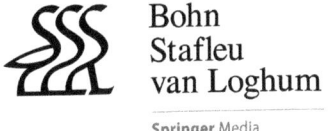
Bohn
Stafleu
van Loghum

Springer Media

Houten 2013

ISBN 978-90-313-9848-5

© Bohn Stafleu van Loghum, onderdeel van Springer Media 2013
Alle rechten voorbehouden. Niets uit deze uitgave mag worden verveelvoudigd, opgeslagen in een geautomatiseerd gegevensbestand, of openbaar gemaakt, in enige vorm of op enige wijze, hetzij elektronisch, mechanisch, door fotokopieën of opnamen, hetzij op enige andere manier, zonder voorafgaande schriftelijke toestemming van de uitgever.

Voor zover het maken van kopieën uit deze uitgave is toegestaan op grond van artikel 16b Auteurswet j° het Besluit van 20 juni 1974, Stb. 351, zoals gewijzigd bij het Besluit van 23 augustus 1985, Stb. 471 en artikel 17 Auteurswet, dient men de daarvoor wettelijk verschuldigde vergoedingen te voldoen aan de Stichting Reprorecht (Postbus 3060, 2130 KB Hoofddorp). Voor het overnemen van (een) gedeelte(n) uit deze uitgave in bloemlezingen, readers en andere compilatiewerken (artikel 16 Auteurswet) dient men zich tot de uitgever te wenden.

Samensteller(s) en uitgever zijn zich volledig bewust van hun taak een betrouwbare uitgave te verzorgen. Niettemin kunnen zij geen aansprakelijkheid aanvaarden voor drukfouten en andere onjuistheden die eventueel in deze uitgave voorkomen.

Eerste druk 2006
Tweede druk 2013
NUR 891
Ontwerp omslag: Studio Bassa, Culemborg
Automatische opmaak: Crest Premedia Solutions (P) Ltd., Pune, India

Bohn Stafleu van Loghum
Het Spoor 2
Postbus 246
3990 GA Houten

www.bsl.nl

Voorwoord

Het basiswerk *Medische hulpmiddelen* biedt je materiaalkennis van medische hulpmiddelen en beschrijft de wet- en regelgeving op dit gebied. Je kunt daarmee de voorlichtings- en adviesfunctie als apothekersassistent naar behoren uitvoeren. In dit boek komen die groepen medische hulpmiddelen aan bod waarmee je in de apotheek te maken kunt krijgen. In hoofdstuk 8 worden bovendien producten behandeld die in de handverkoop geleverd kunnen worden.

Er is getracht om de dagelijkse praktijk zo goed mogelijk weer te geven. Of alles tot de basiskennis van een beginnend apothekersassistent moet behoren, moet regionaal worden vastgesteld. Een opleiding kan de keuze maken om alle onderwerpen of slechts een selectie uit de onderwerpen te behandelen.

Waar nodig wordt ter verduidelijking een aantal merken en/of producten genoemd. Aan het einde van ieder hoofdstuk staan verwijzingen naar websites onder *Links*. Ik heb niet de pretentie volledig te zijn, noch voor producten, noch voor de weblinks. Productinformatie wijzigt en nieuwe producten komen op de markt. Voor actuele informatie kun je het beste de betreffende website van de fabrikant of organisatie bezoeken. Eind augustus 2012 waren alle genoemde sites bereikbaar. Mochten daarin wijzigingen zijn opgetreden, dan wil ik mij daarvoor bij voorbaat excuseren.

Ik hoop dat je net zoveel (lees- en leer)plezier aan deze materie mag beleven als ik heb beleefd bij het samenstellen ervan. Graag zie ik eventuele op- en aanmerkingen tegemoet.

R.G.H. Scheurink
februari 2013

Inhoud

1	Incontinentie en retentie	1
1.1	Inleiding	2
1.2	Urine-incontinentie	3
1.3	Hulpmiddelen bij urine-incontinentie	5
1.4	Feces- of ontlastingsincontinentie	11
1.5	Rol en taken van de apotheek	13
1.6	Urineretentie	17
1.7	Links	22
2	Stomaverzorging	25
2.1	Inleiding	26
2.2	Incontinent stoma	26
2.3	Hulpmiddelen bij het incontinente stoma	30
2.4	Het continente stoma	33
2.5	Kwaliteit van leven	33
2.6	Rol van de apotheek bij stomaverzorging	34
2.7	Links	34
3	Wondverzorging	37
3.1	Inleiding	39
3.2	Vochtige wondbehandeling	43
3.3	Wondbedekkers	43
3.4	Veelvoorkomende problemen bij wondbehandeling	47
3.5	Zwachtels	47
3.6	Fixatiemateriaal voor niet-adhesieve wondbedekkers	48
3.7	Overige producten	49
3.8	De rol van de apotheek bij wondverzorging	51
3.9	Links	52
4	Parenterale toediening	53
4.1	Injectiespuit en injectienaald	54
4.2	Injectiematerialen voor patiënten met diabetes mellitus	55
4.3	Overige toedieningssystemen voor injectie	59
4.4	Bijzondere injectietherapieën	60
4.5	Infuustherapie	61
4.6	Zelfregulerende (pomp)systemen	63
4.7	Bijzondere parenterale toedieningen	68
4.8	Veilig prikken	69
4.9	Links	71
5	Verneveling	75
5.1	Inleiding	76
5.2	Indicatie voor verneveltherapie	77
5.3	Procedure	78
5.4	Apparatuur	78

5.5	Hulpmiddelen	78
5.6	Medicatie	79
5.7	Schoonmaak	80
5.8	Links	81
6	Enterale toediening	83
6.1	Aanvullende medische voeding	84
6.2	Sondevoeding	86
6.3	De pomp en toebehoren	87
6.4	De rol van de apotheek	88
6.5	Links	88
7	Zelfcontrole	89
7.1	Zelftests in de apotheek	90
7.2	Diabetestestmateriaal	91
7.3	Bloedstolling	94
7.4	Links	94
8	Overige hulpmiddelen	97
8.1	ADL- en verpleegartikelen	98
8.2	Toedienen medicijnen	99
8.3	Diagnostiek	100
8.4	Vakantie en reizen	101
8.5	Anticonceptie	103
8.6	Baby's en kinderen	104
8.7	Links	106
9	Vergoeding en verstrekking	109
9.1	Medische hulpmiddelen in de apotheek	110
9.2	Groepen hulpmiddelen	111
9.3	Functiegerichte aanspraak	111
9.4	Voorbeelden per categorie	112
9.5	Links	116
	Woordenlijst	117
	Register	123

Incontinentie en retentie

1.1 Inleiding – 2

1.2 Urine-incontinentie – 3
1.2.1 Stressincontinentie – 4
1.2.2 Urge-incontinentie – 4
1.2.3 Mengvorm van stress- en urge-incontinentie – 5
1.2.4 Druppelincontinentie – 5

1.3 Hulpmiddelen bij urine-incontinentie – 5
1.3.1 Verbanden (tweedelig) – 5
1.3.2 Verbanden (eendelig) – 8
1.3.3 Wasbaar materiaal – 9
1.3.4 Stoel- en bedbescherming – 9
1.3.5 Externe katheter (condoomkatheter) – 10
1.3.6 Specifieke producten voor stressincontinentie bij de vrouw – 10

1.4 Feces- of ontlastingsincontinentie – 11
1.4.1 Hulpmiddelen bij fecesincontinentie – 12

1.5 Rol en taken van de apotheek – 13
1.5.1 Advies – 13

1.6 Urineretentie – 17
1.6.1 Afnamekatheter of eenmalige katheter – 17
1.6.2 Verblijfskatheter – 18
1.6.3 Urinezakken – 20
1.6.4 Beenbandjes – 21
1.6.5 Beenzakhouder – 21
1.6.6 Bedbeugel – 21

1.7 Links – 22

leerdoelen

Na dit hoofdstuk weet je:
- wat incontinentie en retentie zijn en hoe deze behandeld kunnen worden;
- welke hulpmiddelen er voor een patiënt met incontinentie zijn;
- welke soorten katheters er zijn;
- hoe je voorlichting over incontinentiematerialen kunt geven.

> **Casus**
>
> Mevrouw Benati is 75 jaar oud en ze vertelt in de beslotenheid van de adviesruimte dat haar urineverlies de laatste tijd is toegenomen. Ze had het altijd al tijdens hoesten en niezen, maar nu haalt ze soms het toilet niet op tijd. De huisarts gaat dit verder onderzoeken, maar ze heeft al een recept voor een zwaarder product gekregen omdat het huidige niet meer voldoet.

oriëntatie

Zoek in damesbladen, zoals *Libelle* en *Margriet*, naar advertenties van absorberend incontinentiemateriaal. Bezoek minimaal drie sites van fabrikanten van dit materiaal (zie links).
- Wat valt je op aan de advertenties en de informatie op deze sites?
- Bekijk figuur 1.7. Benoem twee aandachtspunten die van belang kunnen zijn bij het productadvies voor mevrouw Benati.
- Zorg dat je de beschikking krijgt over het incontinentieprotocol dat de belangrijkste zorgverzekeraar in jouw regio hanteert.

1.1 Inleiding

Naar schatting zijn er in Nederland ten minste 800.000 mensen met incontinentie.

definitie

Incontinentie is het ongewild verlies van urine en/of feces, dat leidt tot hygiëne- en/of sociale problemen. Veel mensen schamen zich voor deze klacht en zoeken ten onrechte geen (medische) hulp. Ondanks een toegenomen openheid over dit onderwerp in de media, rust er nog steeds een taboe op. Omdat veel mensen zich schamen, mijden ze vaak sociale contacten en kunnen dan door de incontinentie in een isolement raken.

Veel mensen kopen zelf materialen in de supermarkt of bij de drogist en praten er met niemand over. Anderen gaan minder drinken in de hoop dat de klacht vermindert of verdwijnt. Het tegendeel is het geval: door weinig te drinken wordt de urine geconcentreerder en raakt de blaas meer geprikkeld. Het is dus belangrijk om

voldoende drinken

voldoende te blijven drinken (denk ook aan de nierfunctie in het algemeen en de uitscheiding van medicatie in het bijzonder). Het is wel aan te bevelen om het gebruik van koffie, thee, koolzuurhoudende dranken en alcohol te beperken.

Er zijn verschillende typen urine-incontinentie, met uiteenlopende oorzaken en behandelingsmogelijkheden; deze zullen we in dit hoofdstuk behandelen. De

patiëntenvereniging

patiëntenvereniging SBP (Stichting Bekkenbodem Patiënten) biedt informatie, lotgenotencontact en belangenbehartiging voor mensen met incontinentie (zie ▶ www.bekkenbodem.net) (zie figuur 1.1).

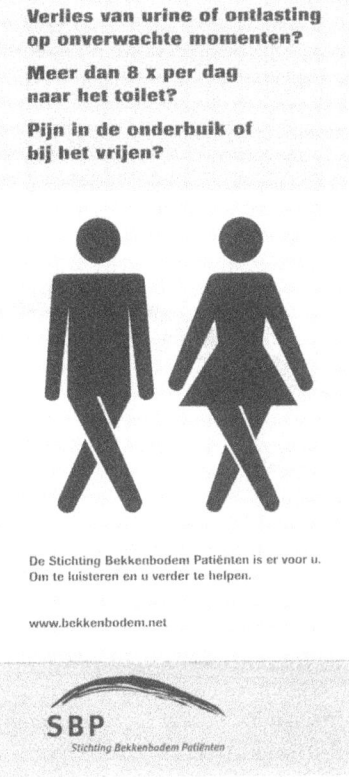

Figuur 1.1 De Stichting Bekkenbodem Patiënten richt zich op mensen die last hebben van incontinentie

Gelukkig zijn er ook mensen zoals mevrouw Benati, die over hun schaamte heen stappen en wel hulp durven zoeken bij de huisarts. Dat is verstandig, want er zijn goede behandelingsmogelijkheden om de incontinentie te verhelpen of te verminderen. Bovendien wordt in de apotheek een goed hulpmiddelenadvies gegeven waarmee het urine- of fecesverlies beheersbaar wordt. Daarnaast wordt het hulpmiddel voor incontinentie op basis van het recept door de zorgverzekeraar vergoed, binnen geldende afspraken tussen apotheek en de betreffende zorgverzekeraar.

1.2 Urine-incontinentie

De volgende typen urine-incontinentie komen het meest voor. **typen incontinentie**
Stressincontinentie (een betere benaming is inspanningsincontinentie) is het ongewild verliezen van enkele druppels of een klein scheutje urine bij een plotselinge drukverhoging (= stress) in de buik, bijvoorbeeld bij een inspanning zoals hoesten of springen. Hierdoor wordt de druk op de blaas te groot, waardoor urine wordt verloren. Kenmerkend: er is geen contractie van de blaas(spier).

- Urge-incontinentie (aandrangincontinentie). Hierbij zorgt een sterke, niet te onderdrukken aandrang om te plassen ervoor dat de totale blaasinhoud wordt geleegd, vaak voordat het toilet is bereikt. Kenmerkend is dat het urineverlies niet kan worden onderbroken door bijvoorbeeld de sluitspier aan te spannen of te knijpen.
- Een combinatie van stress- en urge-incontinentie. Bij inspanning treedt licht urineverlies op en ook wordt het toilet, door te sterke aandrang, geregeld niet tijdig bereikt, met een groot urineverlies tot gevolg.
- Druppel- of overloopincontinentie. Doordat de knijpkracht van de blaasspier is verminderd en/of een obstructie onder blaasniveau aanwezig is, bijvoorbeeld een vernauwing van de plasbuis (strictuur) of door een vergrote prostaat, blijft er een residu (= rest) urine in de blaas achter. Deze wordt druppelsgewijs verloren.

1.2.1 Stressincontinentie

inspannings-incontinentie

Deze vorm van incontinentie komt bijna uitsluitend voor bij vrouwen, zowel bij jonge als oudere. Meestal betreft het een licht urineverlies (druppels of scheuten). Het urineverlies treedt op bij een verhoogde druk in de buik door bijvoorbeeld niezen, hoesten, lachen, tillen, sporten of plotseling opstaan. De oorzaak is meestal gelegen in een verslapping van de bekkenbodemspieren en/of een probleem met de sluitspierfunctie. Deze verslapping van de bekkenbodemspieren komt vaak voor aan het einde van een zwangerschap en vooral na (een aantal) bevalling(en). Overgewicht, operaties in het kleine bekken, een verzakking van de baarmoeder (prolaps) en de overgang kunnen ook oorzaken zijn. De patiënten plassen verder gewoon uit op het toilet.

Behandeling

bekkenfysio-therapie

Door het trainen van de verzwakte (hypotone) bekkenbodemspieren met behulp van een bekkenfysiotherapeut kan de klacht verminderen of worden verholpen. Soms is een operatie nodig, bijvoorbeeld om de verzakking op te heffen, of een kleine ingreep waarmee de blaashals wordt opgehaald met een kunststofbandje en waarbij het evenwicht tussen draagkracht en draaglast wordt hersteld. Patiënten moeten overigens niet op eigen initiatief de bekkenbodemspieren gaan trainen. Diagnostiek van huisarts (of bekkenfysiotherapeut) is vereist omdat de bekkenbodemspieren bij een aantal mensen juist hypertoon zijn (= te strak gespannen). Oefeningen zouden hier de klacht kunnen verergeren. (Spier)ontspanningsoefeningen zijn dan de aangewezen therapie. De klachten zullen onbehandeld alleen maar in ernst toenemen door bijvoorbeeld spierverslapping na overgang en bij veroudering.

1.2.2 Urge-incontinentie

aandrang-incontinentie

Urge-incontinentie of aandrangincontinentie komt bij zowel vrouwen als mannen voor. Per keer verliezen deze patiënten vaak de volledige blaasinhoud, ongeveer 300 ml urine. Er zijn verschillende oorzaken van aandrangincontinentie: een ontsteking of infectie in de blaas, een vreemd lichaam in de blaas, zoals een steen of tumor, neurologische ziekten zoals multipele sclerose, CVA, ziekte van Parkinson, ziekte van Alzheimer, veroudering enzovoort. Bij een deel van de patiënten is de oorzaak onbekend.

Gevolg is een geprikkelde, instabiele blaasspier, die vaak samentrekt. De aandrang is frequent, erg sterk en kan niet worden onderdrukt. Het toilet wordt dus (vaak) niet meer gehaald. De behandeling bestaat uit een oorzakelijke aanpak, bijvoorbeeld behandeling van de infectie, verwijdering van blaassteen en dergelijke. Blaastrainingen en bekkenbodemspieroefeningen, toilettraining (training van het toiletgedrag) en medicatie om de blaas 'rustiger' te maken, kunnen soms helpen. In het algemeen is deze vorm moeilijker te behandelen dan stressincontinentie.

1.2.3 Mengvorm van stress- en urge-incontinentie

Bij deze patiënten is vaak diagnostiek in het ziekenhuis vereist om te kunnen vaststellen welke component (stress of drang) het grootste probleem vormt en hoe beide het best behandeld kunnen worden.

mengvorm

1.2.4 Druppelincontinentie

Deze vorm komt het meest voor bij oudere mannen. Na het plassen blijft er een restant urine in de blaas achter. De blaas wordt niet goed geleegd omdat de knijpkracht van de blaas is verminderd en/of doordat de plasbuis is vernauwd (bijvoorbeeld door een vergrote prostaat). De resturine wordt in druppels of scheuten verloren.

overloop-incontinentie

Het nadruppelen kan ook ontstaan als de sluitspier van de blaas niet goed meer sluit. Dit komt zowel bij mannen als bij vrouwen voor. De therapie bestaat bij deze vorm onder meer uit medicatie om de knijpkracht van de blaasspier te vergroten en operaties om de prostaat kleiner te maken en de strictuur op te heffen.

1.3 Hulpmiddelen bij urine-incontinentie

1.3.1 Verbanden (tweedelig)

Het incontinentieverband is meestal gemaakt van wegwerpmateriaal (*disposables*). In Nederland zijn verschillende merken incontinentiematerialen verkrijgbaar. Bijna alle merken leveren een volledig assortiment. Dit incontinentieverband is samengesteld uit een zachte, huidvriendelijke bovenlaag, bijvoorbeeld *non-woven*, die de urine snel doorgeeft naar een absorberende (hydrofiele) middenlaag. Deze verspreidt de urine goed en houdt deze vast (onder andere door gebruik te maken van superabsorberende korrels, die na contact met urine geleren). Om doorlekken te voorkomen, heeft het materiaal ten slotte een vochtdichte (hydrofobe) onderlaag. Bij deze laag wordt bij de lichaamsgebonden materialen in toenemende mate een ademende folie gebruikt. Hierdoor kan de warmte sneller en beter worden afgevoerd, zodat er minder risico is op het ontstaan van huidproblemen.

samenstelling

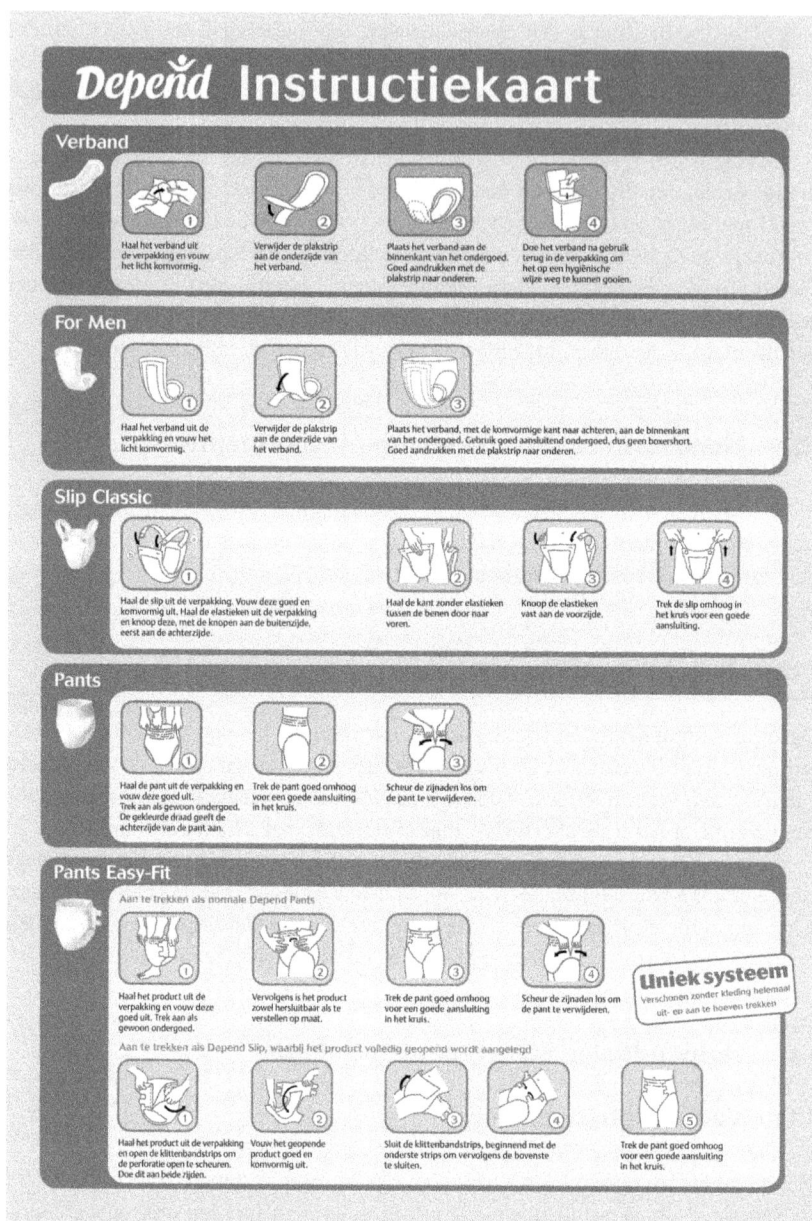

Figuur 1.2 Aanbrenginstructies voor absorberende Depend-producten (bron: Depend/Kimberly Clark)

Voor de gebruiker is het belangrijk dat:
- het verband niet knispert bij bewegen; eenmaal op lichaamstemperatuur is dit het geval;
- het verband voldoende urine opneemt en geen geurtjes afgeeft;
- het verband prettig zit en op zijn plaats blijft door goed aansluitend ondergoed (figuur 1.2).

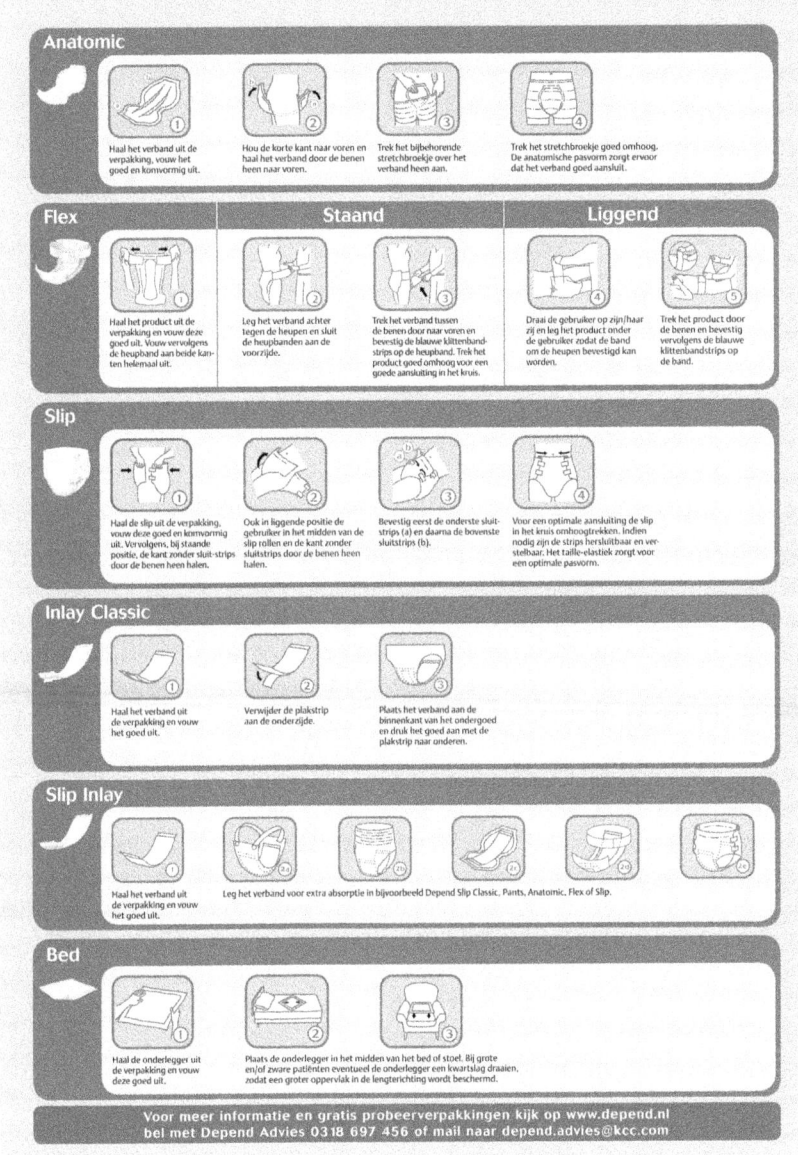

Figuur 1.2 Vervolg

Geef daarom, na een duidelijke gebruiksinstructie, altijd eerst een aantal proefmaterialen mee om uit te proberen. De meeste verbruiksnormen (van industrie en zorgverzekeraars) gaan uit van maximaal vijf materialen per 24 uur. Door een bewust en doelmatig gebruik is dit, in de meeste gevallen, goed haalbaar.

proefmaterialen

Inlegverbanden

Bij stressincontinentie met een licht urineverlies wordt meestal een inlegverband gebruikt. Het inlegverband wordt gefixeerd in eigen, goed aansluitend ondergoed.

fixatie

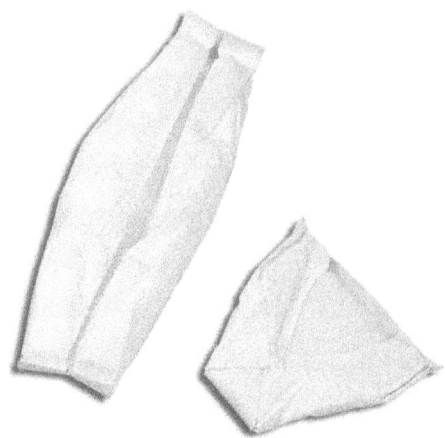

Figuur 1.3 Herenverband

De verbanden voor licht urineverlies lijken op maandverband, maar zijn qua samenstelling speciaal ontworpen om urine op te vangen en vast te houden. De vorm volgt de anatomie, zodat het verband comfortabel zit. Er zijn ook grotere inlegverbanden voor zwaardere vormen van urineverlies. Deze worden gefixeerd in aansluitend ondergoed of in speciale wasbare stretchbroekjes, die overigens niet worden vergoed. Deze stretchbroekjes hebben een kleurrand als indicator voor de maat. Deze moet worden afgestemd op bijvoorbeeld heupomvang of gewicht van de patiënt (zie de brochure of de site van de desbetreffende firma). Aan beide zijkanten van de broekjes zitten naden. Deze moeten aan de buitenkant zitten om irritatie te voorkomen. In de grotere absorberende verbanden zitten zijelastieken en antilekrandjes. Door het verband vóór het aanbrengen goed uit te rekken en te vouwen, komt het in de juiste vorm. Dit zorgt enerzijds voor een goede en comfortabele pasvorm, anderzijds voorkomt het (zij)lekkage. Op veel verbanden is een zogenaamde vochtindicator aangebracht. Als alle letters/cijfers vervagen of een 'vlek' vormen (dat verschilt per firma), is het tijd het verband te verschonen. Inlegverbanden zijn verkrijgbaar in verschillende formaten met verschillende absorptiecapaciteiten.

Herenverband

plakstrip

Een speciale versie van het inlegverband is het herenverband. Herenverband is speciaal ontwikkeld voor mannen met druppelincontinentie. Het is anatomisch gevormd, zodat de penis, en soms ook het scrotum, erin past. Een plakstrip zorgt ervoor dat het in het goed aansluitende ondergoed op zijn plaats blijft zitten (figuur 1.3).

1.3.2 Verbanden (eendelig)

juiste maat

De verbanden die bij de zwaardere vormen van incontinentie gebruikt worden, zijn grotere verbanden die een goede fixatie vereisen, de zogenaamde eendelige systemen. Een voorbeeld hiervan zijn *pants*. Deze zien er uit als een gewone onderbroek. Je kunt ze als een onderbroek eenvoudig aan- en uittrekken. Een verschil is dat je ze ook kunt uitdoen door de zijnaden los te trekken. Overdag kan de patiënt vaak een

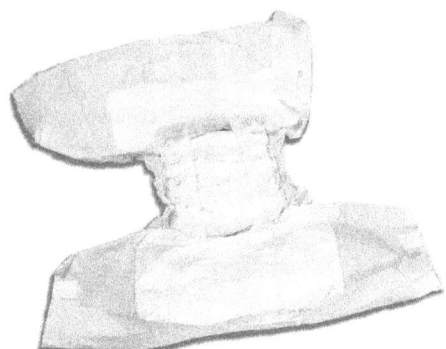

◻ **Figuur 1.4** Eendelig systeem: een slip

lichtere variant gebruiken dan 's nachts. Er zijn ook eendelige systemen die worden gefixeerd met hechtstrips of een tailleband. Deze zijn dus niet afhankelijk van goede fixatie door het ondergoed. Essentieel is hierbij wel dat het product de juiste maat moet hebben, afgestemd op heup- en/of tailleomvang van de gebruiker. Bovendien is voor de juiste bescherming een gebruiksinstructie aan patiënt en/of mantelzorger onontbeerlijk. De zwaardere producten zijn verkrijgbaar in verschillende absorptiecapaciteiten, zoals 'doorslaapsystemen' die extra zwaar absorberend zijn voor gebruik tijdens de nacht (◻ figuur 1.4).

1.3.3 Wasbaar materiaal

Naast het grote aanbod aan wegwerpmaterialen is er een aantal firma's dat wasbare materialen aanbiedt. Het lijkt vaak op gewoon ondergoed, maar heeft extra absorptielagen. Vaak is er een zachte bovenlaag van katoen, een absorberende tussenlaag en een vochtdichte onderlaag. Sommige mensen kiezen deze producten omdat ze overgevoelig zijn voor bepaalde bestanddelen van de wegwerpexemplaren. Andere redenen kunnen bijvoorbeeld pasvorm, draagcomfort en milieuoverwegingen zijn.

comfort

1.3.4 Stoel- en bedbescherming

Als ondanks alle adviezen en instructie de absorptie van de lichaamsgebonden materialen niet voldoende is, kan worden overwogen om wegwerponderleggers of steeklakens te gebruiken. Deze extra bescherming wordt echter niet vergoed door de zorgverzekeraar (dit is overigens van toepassing op zowel de disposable als wasbare materialen). Onderleggers worden alleen vergoed 'als het verlies van bloed of exsudaat dusdanige hygiënische problemen oplevert dat deze slechts door gebruik van een onderlegger kunnen worden opgelost'.

extra bescherming

Onderleggers zijn dunne rechthoekige verbanden die het bed of de stoel extra beschermen. Ze bestaan uit een toplaag van non-woven, een tussenlaag van absorberend materiaal (*fluff* = papier/houtvezels) en een vochtdichte onderlaag (bijvoorbeeld polyethyleen). Een steeklaken is een groter formaat onderlegger, soms met extra instopstroken, die het bed beschermt.

De wasbare, herbruikbare stoel- en bedbeschermers worden gebruikt door mensen die bedlegerig zijn of veelal een zittend leven leiden of in een rolstoel zitten. Uiteraard zijn er nog andere beschermende producten, bijvoorbeeld matrasovertrekken, kussenhoezen, plastic slips en badslips. Kijk voor de vergoeding van deze materialen altijd naar de geldende afspraken met de zorgverzekeraar.

1.3.5 Externe katheter (condoomkatheter)

juiste maat

Voor mannen kan op basis van een recept 'incomateriaal' ook een externe katheter worden geadviseerd. Dit wordt uitsluitend gedaan bij mannen met een groot of volledig urineverlies. Bij een licht verlies wordt vaak een herenverband of inlegverband geadviseerd. Externe katheters zijn in verschillende maten leverbaar. De juiste diameter is belangrijk en wordt door de patiënt, partner of verzorging bepaald met behulp van een (kartonnen) maatkaartje. Dit kaartje zit in de gratis startpakketten die de apotheek kan aanvragen bij de verschillende firma's. Deze bevatten meestal een gebruiksaanwijzing, demo-exemplaren van de externe katheters in verschillende maten, een urinezak (om de urine in op te vangen) en fixatiemateriaal voor het been en/of bed.

Het aanbrengen

juiste methode

Een externe katheter wordt als een hoesje om de penis aangebracht. Door een hechtlaag (lijm) aan de binnenzijde wordt de externe katheter gefixeerd op de penis. De gangbare siliconen exemplaren kunnen minimaal 24 uur blijven zitten. De urine die via de externe katheter (snel) wordt afgevoerd, komt in een urinezak die aan de externe katheter wordt vastgemaakt. Het op de juiste wijze aanbrengen van de externe katheter vereist verpleegkundige voorlichting, instructie en hulp. Er is namelijk een aantal contra-indicaties en risico's bij het aanbrengen van een externe katheter. Raadpleeg voor meer informatie de sites van de betreffende firma's of de gebruiksaanwijzing. Er zijn uiteraard voor speciale toepassingen verschillende uitvoeringen van de externe katheter verkrijgbaar, bijvoorbeeld met kortere (bij een 'schrompelpenis') of langere schacht, zonder lijmlaag of met een externe fixatiestrip, enzovoort. Huidirritatie kan voorkomen, zeker als de externe katheter kortdurend wordt gebruikt en frequent wordt verwijderd. Er zijn verschillende huidbeschermingsmiddelen verkrijgbaar die onder een externe katheter kunnen worden toegepast zonder dat ze de kleefkracht van de lijmlaag aantasten. De externe katheter kan, na een reguliere gebruiksperiode, eenvoudig worden verwijderd door deze met een nat lauwwarm washandje terug te rollen.

1.3.6 Specifieke producten voor stressincontinentie bij de vrouw

Deze producten worden uitsluitend op advies van de arts gebruikt.

Pessarium

ring

Bij stressincontinentie biedt een pessarium (vaginale ring) soms een oplossing. De ring (met aan één kant een verdikking) wordt in de schede gebracht en zorgt ervoor

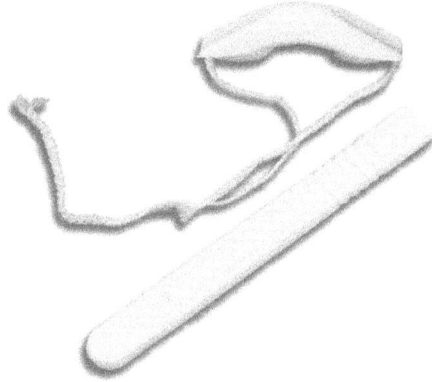

Figuur 1.5 Contrelle Activgard met applicator

dat de blaas en de baarmoeder weer op hun normale plaats komen te liggen. Een pessarium is meestal gemaakt van soepele siliconen en soms van polytheen, eboniet, porselein of siliconenrubber. De grootte van een pessarium moet door een arts worden bepaald. Deze kan variëren van ongeveer 30 tot 120 mm doorsnee. Als een ring goed zit, voelt de patiënt deze niet. Soms geeft een ring wat irritatie doordat hij drukt op de wand van de schede. In zo'n geval kan de vrouw, na toestemming (en/of instructie) van de arts, de ring 's avonds uit de schede halen en hem er de volgende morgen weer in plaatsen. De wand van de schede kan dan 's nachts weer wat herstellen. Het in en uit de schede halen van de ring kan op drie manieren: liggend in bed, staand met één been op een stoel of zittend op het toilet. De patiënte kan, in overleg met de arts, beoordelen welke methode het beste bij haar past. Een pessarium kan met water worden gewassen en dan vochtig worden ingebracht. De arts controleert de pasvorm elke drie tot zes maanden. Er bestaan meer dan tweehonderd verschillende typen pessaria, onder te verdelen in twee groepen: ondersteunende en ruimte-innemende pessaria. De meest gebruikte zijn het Ring-, Zeef-, Kubus- en Gellhorn-pessarium.

materialen

Vaginale incontinentietampon

De incontinentietampon Contrelle Activgard is een tampon van zacht elastisch polyurethaan foam die met behulp van een applicator in de vagina wordt gebracht. De tampon duwt de blaashals iets omhoog, zodat het sluitmechanisme van de blaas beter werkt. De plasbuis wordt niet dicht geduwd, zodat de patiënte normaal kan plassen. Aan de tampon zit een koordje waarmee deze te verwijderen is. De tampon is in verschillende maten leverbaar en wordt alleen geleverd op recept van een arts (figuur 1.5).

Contrelle Activgard

1.4 Feces- of ontlastingsincontinentie

Deze vorm van incontinentie komt veel minder vaak voor dan urine-incontinentie. Fecesincontinentie wordt meestal veroorzaakt door een beschadiging van de kringspier (bijvoorbeeld bij een bevalling), een verminderd opslagvolume in het rectum of een beschadiging van de zenuwvoorziening in het gebied. Medische diagnostiek is

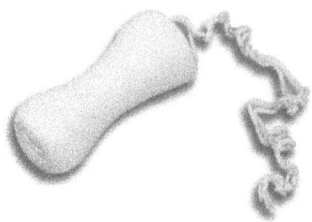

 Figuur 1.6   Een anaaltampon (Medeco)

hier uiteraard vereist. De behandeling kan onder meer bestaan uit een dieet, medicijnen, bekkenfysiotherapie, een operatie of darmspoelingen (irrigatie). Hulpmiddelen hebben een belangrijke rol om de patiënt sociaal goed te kunnen laten functioneren. Ook huidverzorging is essentieel, omdat door het fecesverlies huidirritatie kan ontstaan.

dubbele incontinentie

Soms zijn mensen incontinent voor zowel urine als feces. Dit wordt dubbele incontinentie genoemd.

1.4.1 Hulpmiddelen bij fecesincontinentie

Verbanden

typen

Bij fecesincontinentie kunnen dezelfde incontinentieverbanden worden gebruikt als bij de zwaardere vormen van urine-incontinentie. Zowel tweedelige als eendelige systemen komen in aanmerking. Het type hangt af van de hoeveelheid, consistentie en frequentie van het fecesverlies. Voor een goede bescherming en camouflage van geur moet het materiaal goed aansluiten op het lichaam. De juiste maatvoering en fixatie en correct gebruik zijn daarom ook hier van doorslaggevend belang.

Anaaltampon

op recept

Na toestemming van de behandelend arts (en veelal onder begeleiding van een continentieverpleegkundige) kan de patiënt een anaaltampon gaan gebruiken. Aan de tampon zit een koordje om de tampon enerzijds mee in te brengen achter de kringspier (anus) en om deze anderzijds ook weer te kunnen verwijderen.

De anaaltampon Peristeen van de firma Coloplast is verkrijgbaar in twee maten en ziet eruit als een zetpil met een touwtje. Na het inbrengen achter de kringspier lost het omhulsel van het wateroplosbare laagje op en ontplooit de tampon zich in het rectum. Zo wordt de ontlasting tegengehouden tot het toiletbezoek. De firma Medeco levert diverse vormen en maten van de anaaltampon, onder andere in een startset. De anaaltampon wordt ingebracht met een applicator. Ten slotte levert Abena, in zes maten, Truestop-anaaltampons. Deze worden ook met een applicator ingebracht (figuur 1.6).

Een anaaltampon is alleen te gebruiken bij een brijachtige ontlasting; niet bij dunne diarree, want die lekt erlangs. Ook bij stevige ontlasting kan de tampon niet worden gebruikt, omdat de ontlasting de tampon uit de anus zou drukken. De anaaltampon moet conform het voorschrift en de instructies van de betreffende firma worden gebruikt.

Fecescollector of fecesopvangzak

De fecescollector of fecesopvangzak is een hulpmiddel dat lijkt op een stomazakje. Het kan worden gebruikt bij bedlegerige patiënten. De hydrocolloïd huidplak wordt tussen de billen en met de opening rondom de anus geplakt. Hierdoor wordt de (dunne) ontlasting opgevangen in een afvoerzakje en de huid rondom de anus beschermd tegen de irritatie door feces. Een voorbeeld van een anaal spoelsysteem is de Peristeen anaal irrigatieset van de firma Coloplast. Indicaties voor gebruik zijn fecesincontinentie en/of obstipatie. Deze set bestaat onder andere uit een waterreservoir, een controleunit met pompje en een gecoate rectaalkatheter.

opvangzakje

anaal spoelen

1.5 Rol en taken van de apotheek

Voordat hulpmiddelen worden meegegeven, moet worden vastgesteld aan welk type incontinentie de patiënt lijdt. En daarnaast de aard en mate van het verlies. Soms stelt de huisarts vast welk incontinentieverband een patiënt nodig heeft, meestal gebeurt dit echter in de apotheek. Vaak zet de arts alleen 'incontinentiemateriaal' op het recept en dan laat hij het verder aan de apothekersassistent over om samen met de patiënt tot de juiste keuze te komen. Gesprekken met patiënten over incontinentie worden gevoerd in een aparte gespreksruimte met voldoende privacy en niet aan de balie. Daarvoor is het onderwerp te gevoelig en nog te veel in de taboesfeer.

analyse

Om tot het juiste (product)advies te komen, gebruiken apotheken een protocol (figuur 1.7). In het protocol staat onder meer een vragenlijst die je met de patiënt doorneemt. Neem daarvoor rustig de tijd, stel de patiënt gerust, vraag en verstrek alle benodigde informatie. Vraag naar de wensen, maar ook naar eventuele beperkingen (bijvoorbeeld met betrekking tot de handfunctie) van de patiënt, want hierop moet het advies mede worden afgestemd. Er zijn speciale protocollen voor intake- en vervolggesprekken met patiënten met incontinentie. Vraag in de apotheek na welk protocol hiervoor wordt gebruikt. Het protocol vormt een goede handleiding voor een vraaggesprek met de patiënt, zodat alle relevante items aan bod komen (zie ook figuur 1.7). Nadat je samen met de patiënt de vragenlijst hebt doorgenomen, trek je een conclusie ten aanzien van:

protocol

- het soort incontinentie (urine, ontlasting, beide);
- de mate van urineverlies (licht, matig, zwaar);
- het type urine-incontinentie (bijvoorbeeld zware urine-incontinentie, type urge).

1.5.1 Advies

Met behulp van overzichts-/assortimentsschema's van de verschillende firma's kan nu een advies worden gegeven over het te gebruiken opvangmateriaal: liefst zo klein

voorlichting en instructie

```
┌─────────────────────────────────────────────────────────────────────────┐
│                                                                         │
│   Etiket                                                                │
│                                                                         │
│                                                                         │
│                                                                         │
│   Naam cliënt: ............................ M/V                        │
│                                                                         │
│   Geboortedatum: .............                                          │
│                                                                         │
└─────────────────────────────────────────────────────────────────────────┘
```

* doorhalen wat niet van toepassing is

Gaat u voor het eerst een product gebruiken? Ja / Nee*
Zo ja, hoe heeft u dit tot nu toe opgelost?
....
Heeft u dit met uw huisarts of specialist besproken? Ja / Nee* (indien Nee, verwijzen naar de huisarts)
Hoeveel vocht krijgt u dagelijks binnen? .... liter (minimaal 1,5 liter/dag adviseren)

A. Bij verlies van ontlasting
Wat is de ernst en de aard van de ontlastingsincontinentie?

Ernst		Opmerkingen
Kleine beetjes (L)	Ja / Nee	
Gedeelte van de inhoud endeldarm (M)	Ja / Nee	
Volledige inhoud endeldarm wordt in één keer verloren (Z)	Ja / Nee	
Anders, namelijk:	....	

B. Bij verlies van urine
Hoeveel verliest u per keer: druppels (L) / scheutjes (L-M) / flinke scheuten (M-Z) / hele plas (Z)*

Wanneer verliest u urine?	Uitgevoerd?	Opmerkingen
Alleen last van nadruppelen na het plassen (L)	Ja / Nee	
Alleen bij lichamelijke inspanning, zoals sporten, tillen, niezen, hoesten en lachen (L-M)	Ja / Nee	
Bij drang de plas niet meer kunnen ophouden (L-M)	Ja / Nee	
Een combinatie van inspanning en drang (L-M)	Ja / Nee	
Continu last van urineverlies (M-Z)	Ja / Nee	
Verliest u de volle blaasinhoud in één keer? (Z)	Ja / Nee	
Is de cliënt zich bewust van dit urineverlies?	Ja / Nee	
Anders, namelijk:	....	

C. Geneesmiddelengebruik
Heeft u de ervaring dat u na het gebruik van geneesmiddelen meer of minder last heeft van uw incontinentie? Ja / Nee*
Zo ja, welke geneesmiddelen?
....

Vergelijk dit met het overzicht van geneesmiddelen die incontinentie kunnen veroorzaken of kunnen vererg eren, zoals in de apotheek beschikbaar is.

◻ **Figuur 1.7**   Intakeprotocol incontinentie

D. Wat is de zelfredzaamheid?
Bent u in de gelegenheid om zelfstandig het incontinentiemateriaal toe te passen?

0	Geheel zelfverzorgend	keuze materiaal moet passen bij levensstijl cliënt (zie FPZ WINAp)
0	Beperkt door lichamelijke handicap	overleg met cliënt / familie en/of thuiszorg over keuze materiaal
0	Beperkt door cognitieve handicap	overleg met cliënt / huisarts / thuiszorg / familie
0	Volledig hulpbehoevend	overleg met cliënt / huisarts / thuiszorg / familie

E. Mate van incontinentie en advies productkeuze

Conclusie mate van incontinentie:		Advies productkeuze:
0	Licht incontinent	....
0	Matig incontinent	....
0	Zwaar incontinent	Proefpakketten meegegeven? Ja / Nee Zo ja, welke? ....

F. Checklist eerste uitgifte

		Uitgevoerd?	Antwoord cliënt	Actie apotheek
1.	Vertel de WERKING van het materiaal. Leg uit: – de wijze van gebruik, aanleggen, verwisseling; – afvalverwerking; – bewaren en bestellen, verschillende soorten materiaal.	Ja / Nee Ja / Nee Ja / Nee		
2.	Geef informatie over vergoedingsregeling en maximaal gebruik. Er zijn verschillende regelingen voor verschillende zorgverzekeraars.	Ja / Nee		
3.	Is er kennis over en ervaring met andere behandelingsmethoden (bekkenbodemspieroefeningen en fysiotherapie)?	Ja / Nee		
4.	Verwijzing naar de huisarts?	Ja / Nee		
5.	Wilt u erop wachten of wilt u het laten bezorgen?	Ja / Nee		Bezorgen? Ja / Nee
6.	Geef de eventuele informatie mee.	Ja / Nee		Indien ja, welke?
7.	Heeft u nog vragen?	Ja / Nee		
8.	Leg de geleverde zorg vast in het computersysteem.	Ja / Nee		Indien vervolgafspraak, zie G
9.	Maak een actiepunt aan in het EPD (over 2 weken contact opnemen)	Ja / Nee		Indien vervolgafspraak, zie G

◘ **Figuur 1.7** vervolg

G. Vervolgafspraak

Datum: ....

Tijd: .... uur

Met wie? ....

H. Protocol ingevuld door:

Naam: ....

Datum ....

Gespreksduur: .... minuten

Paraaf ....

Aandachtspunten bij eerste uitgifte en intakegesprek
Geef aan dat het gesprek in een aparte ruimte zal plaatsvinden.

Let op:
- 4 tot 8 keer per dag naar het toilet om te plassen is normaal;
- te weinig drinken (< 1,5 liter per dag) heeft een averechts effect. Door te weinig plassen wordt de urine te geconcentreerd, met als gevolg: de blaaswand en de plasbuis raken geïrriteerd, dit veroorzaakt een verergering van de incontinentie (uitgezonderd cliënten met vochtbeperking);
- voor de diagnose en behandeling wordt de cliënt doorverwezen naar de huisarts.

Geef indien nodig de volgende adviezen en suggesties

Vraag	Mogelijk antwoord	Advies
Hoe vaak per dag verliest u urine / feces?	Soms Regelmatig Vaak Heel vaak Altijd*	– Soms: 1-2 stuks. – Regelmatig / vaak: 2-4 stuks. – Maximaal 5 stuks per 24 uur.
Wordt uw bovenkleding dan ook nat?	Af en toe Vaak Heel vaak Altijd*	Indien frequent: materiaal met een groter absorptievermogen.
Wanneer verliest u urine / feces?	Overdag 's Nachts Beide*	Indien 's nachts: materiaal met een groter absorptievermogen.
Wanneer u aandrang heeft, kunt u dan op tijd het toilet bereiken?	Ja Nee Soms*	Bij veelal verlies van de hele blaasinhoud: materiaal met een groot absorptievermogen.
Gebruikt u ook plastabletten of andere geneesmiddelen die meer of minder klachten geven van uw incontinentie?	Ja Nee*	Plastabletten kunnen de incontinentie verergeren. Verander zonodig tijdstip van inname en raadpleeg, indien de apotheek hierover beschikt, lijst met geneesmiddelen die incontinentie verergeren.

*: ....

◻ **Figuur 1.7**   vervolg

mogelijk en afgestemd op de hoeveelheid urineverlies. Bij eendelige systemen moet de patiënt zijn heup- en tailleomvang (laten) meten. De maatvoering moet hierop worden afgestemd. Leg duidelijk uit hoe het materiaal gebruikt en aangelegd moet worden. Geef voldoende materialen mee om het goed uit te proberen. Benadruk het feit dat voldoende drinken nodig is. Vertel ook dat veel mensen kampen met incontinentie en dat de patiënt niet de enige is – uit onderzoek blijkt namelijk dat veel mensen dit ten onrechte denken. Geef informatie over de patiëntenvereniging SBP en maak tevens een afspraak voor een evaluatiegesprek.

Leg de relevante gegevens vast in het patiëntendossier.

Incontinentiematerialen worden, binnen de geldende kaders, door zorgverzekeraars vergoed. Materialen voor enuresis nocturna (nachtelijk plassen bij kinderen) nooit. Zorgverzekeraars hanteren soms, naast de geldende regelgeving, specifieke afspraken met hun gecontracteerde leveranciers ten aanzien van verplichtingen, rapportage, dossiervorming en controle. Bespreek dit vooraf met de deskundige op dit terrein in de apotheek en/of de apotheker.

1.6 Urineretentie

Bij urineretentie blijft er na het plassen urine in de blaas achter. De patiënt voelt dat, maar kan de urine die nog in de blaas zit, niet uitplassen. Meestal heeft de patiënt moeite met plassen. Als er urine in de blaas achterblijft, wordt de blaas niet meer schoongespoeld. Het gevolg is dat er bacteriën kunnen gaan groeien in de achtergebleven urine. Zo is er een grotere kans op het ontstaan van een blaasontsteking. Ook kan de achtergebleven urine zich ophopen. Dit veroorzaakt soms een overvolle blaas, wat kan leiden tot incontinentie en/of nierbeschadiging. Urineretentie kan bijvoorbeeld ontstaan bij een prostaatvergroting of na een operatie.

niet volledig leeg

Soms is de vullingsfase van de blaas goed, maar is de ledigingsfase verstoord door bijvoorbeeld neurologische ziekten of een dwarslaesie. De urine hoopt zich dan op in de blaas en de blaasspier gaat uitrekken. Om dit te vermijden, kan de blaas een aantal keren per dag worden gekatheteriseerd en wordt de urine uit de blaas afgevoerd met een eenmalige katheter. Als de patiënt dit zelf doet, noemt men dat zelfkatheterisatie.

vulling en lediging

1.6.1 Afnamekatheter of eenmalige katheter

Een afnamekatheter of eenmalige katheter is een dun, flexibel slangetje dat via de plasbuis in de blaas wordt gebracht. De punt van de katheter moet tot in de blaas geschoven worden. Via openingen aan de zijkant in de top (zogeheten 'katheterogen') loopt de urine door de katheter naar buiten. Het onderste stukje van een dergelijke katheter heet een connector. De kleur daarvan geeft de diameter van de katheter aan. De diameter wordt uitgedrukt in charrières (Ch): 1 charrière is 1/3 mm. De katheters zijn leverbaar in de maten Ch6 tot en met Ch22. Ch18 heeft dus een diameter van 6 mm. Het beste is een zo klein mogelijke maat. Voor volwassen patiënten schrijft de arts meestal Ch14, Ch16 of Ch18 voor. Deze maat moet op het recept staan. Als dat niet zo is, moet je contact opnemen met de arts. Behalve in diameter kunnen de katheters ook variëren in lengte. Omdat vrouwen een kortere urinebuis hebben, wordt

één keer gebruiken

voor hen meestal een katheter met een lengte van 20 cm gebruikt (vrouwenkatheter), maar er bestaat ook een katheter van 7 cm. Voor kinderen wordt een katheter van 20-30 cm lengte gebruikt en voor volwassen mannen een van 40 cm.

Nelaton-punt

De standaardpunt van een katheter is recht en rond (Nelaton-punt). Deze vorm wordt gebruikt bij zowel vrouwen als mannen. Voor mannen met een vergrote prostaat kan de arts een katheter met een gebogen punt voorschrijven (Tiemann-punt) of met een flexibele bolvormige punt (IQ-Cath); hiermee kan de vergrote prostaat gemakkelijker worden gepasseerd. Een afnamekatheter wordt gemaakt van verschillende basismaterialen (bijvoorbeeld pvc of siliconen). Een gecoate katheter is momenteel het meest gangbaar. Na het openen van de verpakking wordt water toegevoegd, wat de coating op de katheter activeert. Het water moet minimaal 30 seconden inwerken op de coating. Hierna is de katheter egaal glad geworden en kan hij zonder pijn en schadelijke frictie worden ingebracht. Er zijn overigens ook gebruiksklare eenmalige katheters, waarbij het water al in de verpakking zit en de glijlaag al is geactiveerd. Bij een pvc-katheter zonder coating bepaalt de arts of er een glijmiddel gebruikt moet worden.

Katheteriseren is meestal vier tot zes keer per dag noodzakelijk. Patiënten met urineretentie leren van een continentieverpleegkundige hoe zij dat zelf kunnen doen. Als zelf katheteriseren niet mogelijk is, voert bijvoorbeeld een getraind familielid of verpleegkundige deze handeling uit.

Alle firma's die katheters leveren, hebben voorlichtingsmaterialen met duidelijke instructies. Vóór het gebruik is het aan te bevelen om de gebruiksaanwijzing en de instructies op de verpakking te lezen.

1.6.2 Verblijfskatheter

gebruiksduur

Een verblijfskatheter wordt voor langere tijd ingebracht, niet alleen bij urineretentie, maar ook bij bijvoorbeeld zware, niet anders te behandelen incontinentie of na een operatie. Deze katheter wordt ook wel een ballonkatheter, tweewegkatheter of foleykatheter genoemd. Deze katheter heeft in de thuissituatie in principe altijd een Nelaton-punt (recht en rond). Op recept wordt als uitzondering voor mannen, met bijvoorbeeld een vergrote prostaat, soms een Tiemann-punt (gebogen) voorgeschreven. Een verblijfskatheter vervaardigd van gesiliconiseerde latex (silcolatex) of latex met een teflonlaag is geschikt voor een korte verblijfsduur. Controleer dus altijd de aangegeven gebruikstermijn die de betreffende firma voor het product geeft. In de thuissituatie worden het meest verblijfskatheters voorgeschreven die zijn vervaardigd van 100% siliconen (of soms een met hydrogel gecoate latexkatheter). Deze zijn geschikt voor een verblijf in de blaas van zes (en soms tot acht) weken. Controleer ook hier altijd de gebruiksduur die de betreffende firma aangeeft. De gangbare lengte van de verblijfskatheter voor zowel mannen als vrouwen is 40 cm. Er zijn overigens wel kortere vrouwenverblijfskatheters verkrijgbaar, bijvoorbeeld met een lengte van 26 cm (figuur 1.8).

Inbrengen

katheterisatie

Een verblijfskatheter wordt door een arts of verpleegkundige meestal ingebracht door een (desinfecterende en verdovende) inbrenggel in de plasbuis te spuiten met een kant-en-klare spuit zonder naald, bijvoorbeeld Instillagel. Instillagel bevat

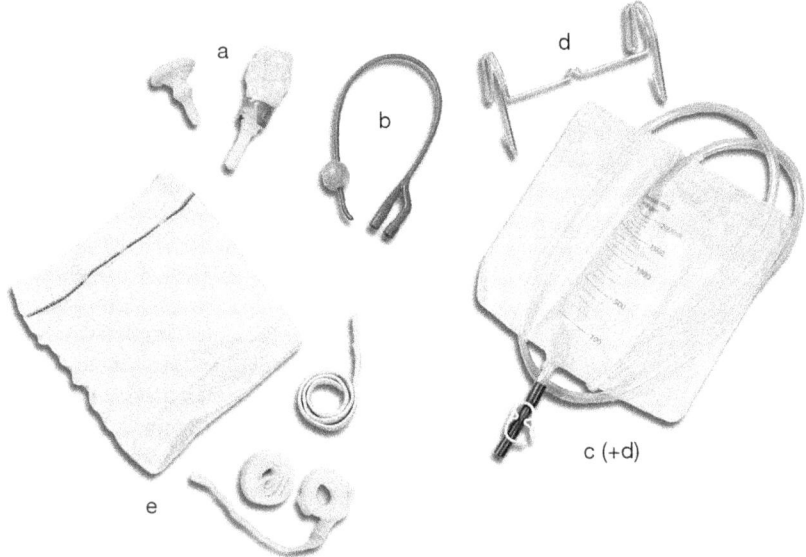

Figuur 1.8 Afvoerend incontinentiemateriaal: a. externe katheter; b. verblijfskatheter met opgeblazen ballon; c. bedzak; d. bedbeugel; e. fixatiematerialen voor de beenzak

chloorhexidine en lidocaïne en is verkrijgbaar in een 6 ml-spuit voor vrouwen en een 11 ml-spuit voor mannen. Een optimale werking van de lidocaïne vereist zo'n 5 minuten inwerktijd. Lees het recept goed en zorg dat de patiënt exact het type krijgt dat is voorgeschreven. Kijk bij aflevering nogmaals goed op de verpakking, zodat de patiënt het juiste advies en product krijgt.

Een verblijfskatheter moet in de blaas worden gefixeerd. Dit gebeurt met een ballon aan het uiteinde van de katheter. Nadat de katheter is ingebracht, wordt de ballon via het tweede kanaal van de katheter door een spuit met luer-tip en met steriel water gevuld. De inhoud van de ballon is meestal 5 tot 15 ml, voor kinderen meestal 3 ml.

Soms wordt bij siliconen katheters gedestilleerd water met 10% glycerine gebruikt om de ballon te vullen.

Een verblijfskatheter wordt dus altijd door een arts of verpleegkundige ingebracht. Hierbij wordt meestal een katheterisatieset gebruikt. Deze set is in verschillende samenstellingen verkrijgbaar, van zeer basaal tot compleet. Vraag na in de apotheek welke afspraken hierover met bijvoorbeeld huisarts of thuiszorg zijn gemaakt. Voorbeelden van artikelen die in een katheterisatieset kunnen zitten, zijn wattendeppers, een desinfectans, steriele handschoenen, een pincet, een spuit met steriel water en een opvangbakje.

arts of verpleegkundige

Lekkage

Lekkage langs de katheter is maar zelden het gevolg van een te kleine diameter van de katheter, wat wel vaak wordt gedacht. Het komt meestal juist door een (te) grote katheterdiameter en/of door een (te) grote ballon. Ook een infectie in de blaas kan dit effect hebben: de geïrriteerde blaas knijpt dan urine langs de katheter. Bij lekkage moet dus steeds, in overleg met de arts, naar de oorzaak ervan worden gezocht. Soms is een katheter met een kleinere diameter en/of ballon een oplossing, soms ook een

oorzaak

katheter met een gladdere coating. De eventuele onderliggende oorzaak, bijvoorbeeld infectie, moet natuurlijk worden behandeld.

obstructie

Door neerslag van bestanddelen uit de urine (bijvoorbeeld zouten) op de katheter(ogen) kan de katheter verstopt gaan zitten en stagneert of blokkeert de afvoer van urine naar de urinezak. Deze verstopping wordt behandeld (zo nodig ook preventief) door zogenaamde blaasspoelingen. Bij een mechanische spoeling wordt een 60 ml-spuit met kathetertip gebruikt. Deze tip past op de connector van de katheter waarop normaal de urinezak is bevestigd. Door te spoelen met fysiologisch zout hoopt men de aanslag te verwijderen en de katheter open te krijgen en/of te houden.

Er kan ook worden gespoeld met blaasspoelingen met andere stoffen dan NaCl, in een kant-en-klare verpakking die rechtstreeks op de katheter past, zodat de aanslag (van onder andere fosfaten en verkalking) kan oplossen. Voorbeelden zijn Urotainer Suby G, een licht hypotone vloeistof die minder irriteert door de toevoeging van magnesium, en Urotainer Solutio R, die speciaal bedoeld is voor hardnekkige verkalking en ingezet kan worden indien Suby G onvoldoende resultaat geeft. Deze blaasspoelingen zijn verkrijgbaar in 100 en 50 ml. De hoeveelheid van 50 ml wordt

schrompelblaas

ingezet bij een schrompelblaas. Een schrompelblaas ontstaat na langdurig gebruik van een verblijfskatheter. De vulling en lediging van de blaas is door het gebruik van de verblijfskatheter verstoord.

1.6.3 Urinezakken

Als urine via een verblijfskatheter uit de blaas loopt, wordt de urine opgevangen in een urinezak die aan deze katheter is bevestigd.

onderdelen

Onderdelen van een dergelijke urinezak kunnen zijn:
- een connector met beschermhuls;
- een toevoerslang;
- een terugslagventiel;
- bevestigingsopeningen (voor beenbandjes of bedbeugel);
- een aftap.

maatwerk

De lengte van de toevoerslang is afhankelijk van de bevestigingsplaats van de urinezak. Voor bevestiging op het dijbeen is een urinezak met een slang van 5-10 cm nodig. Bij de kuit hoort een slang met een lengte van 45 cm, bij de enkel een slang met een lengte van 60 cm. Veel firma's leveren inmiddels urinezakken die op het been zijn te bevestigen en slangen hebben die kunnen worden ingekort. Bij bevestiging aan het bed is een urinezak met een slang van 90 cm nodig (er zijn uiteraard ook langere verkrijgbaar). De urinezak kan transparant of bijvoorbeeld groen zijn. Bij een transparante zak kun je zien of de urine bijvoorbeeld troebel is; bij een groene zak is dit minder goed zichtbaar. Op de zak staat vaak een indicatieve maatverdeling aangegeven, zodat je kunt zien hoeveel urine de patiënt ongeveer produceert. Er wordt nog vaak onderscheid gemaakt tussen dag- en nachtzakken. Beter is het te spreken van zakken die aan het been gedragen worden (beenzakken) en zakken die aan het bed bevestigd worden (bedzakken). Beenzakken hebben meestal een inhoud van 0,5 of 0,75 liter. Bedzakken hebben een volume van meestal 2 liter. Er zijn urinezakken voor kortdurend eenmalig gebruik en urinezakken die je langer kunt gebruiken. Dit verklaart het verschil in zowel kwaliteit als prijs. De meeste urinezakken bevatten een aftapkraantje. Urinezakken zonder aftapkraantje lever je alleen af als daar uitdrukkelijk om wordt gevraagd. Als er niets op het recept staat, lever je dus altijd af met een aftap. Er zijn verschillende typen aftap: push/pull (trek), kruiskraan (T- of duw) en een soort hendel om de urinezak te openen of te sluiten. Die moet afgestemd zijn op de handfunctie van de gebruiker. Soms wordt de keuze voor doorkoppelen gemaakt. Dit betekent dat op de geopende aftap (met koppelstuk) van een beenzak een bedzak wordt aangesloten. Hierdoor kan de ambulante gebruiker (iemand die niet bedlegerig is) 's nachts gewoon doorslapen. Indien op de verblijfskatheter geen urinezak wordt aangesloten, wordt bijvoorbeeld een katheterstopje of katheterventiel gebruikt. Afhankelijk van de uitvoering kan op het katheterventiel soms een urinezak worden aangesloten.

1.6.4 Beenbandjes

In een beenzak zitten gleufjes in de boven- en onderrand, waardoor deze met beenbandjes op het been kan worden bevestigd. Beenbandjes zijn in verschillende breedtes per paar verkrijgbaar.

per paar verpakt

1.6.5 Beenzakhouder

Met een beenzakhouder bevestig je de urinezak op het been met een elastisch fixatieverband in de vorm van een kous, met de gekleurde rand bovenaan. Als de kous om het been zit, leg je de urinezak erop, met de aftap door de daarvoor bestemde opening. Daarna schuif je het onderste deel van de kous over de zak. De urinezak zit nu tussen twee lagen elastisch materiaal ingeklemd en blijft zowel leeg als gevuld goed op zijn plaats zitten. Beenzakhouders zijn er ook in een katoenen uitvoering De duurdere beenzakken zijn overigens bijna allemaal voorzien van een zachte nonwoven achterzijde, die een katoenen beenzakhouder overbodig maakt.

boven- of onderbeen

1.6.6 Bedbeugel

Als de urinezak niet op het been gedragen wordt, zoals bij bedlegerige patiënten of voor de nacht, kan deze aan de zijkant van het bed worden vastgemaakt met een bedbeugel (deze zijn verkrijgbaar in zowel RVS als kunststof). Voor een goede afvoer van urine uit de blaas moet de bedzak altijd lager dan de patiënt hangen, dat wil zeggen onder blaasniveau.

bevestiging

1.7 Links

Algemeen

Stichting Bekkenbodem Patiënten (SBP)	▸ www.bekkenbodem.net
Nederlandse Vereniging voor fysiotherapie bij Bekkenproblematiek en Pré en postpartum Gezondheidszorg	▸ www.nvfb.nl
Kenniscentrum bedplassen	▸ www.bedplassen.org
MaagLeverDarmstichting	▸ www.mlds.nl
Continentieverpleegkundigen	▸ www.cvnv.nl
Stichting September	▸ www.boekenoverziekten.nl
	▸ www.apotheekkennisbank.nl

Incontinentieverband o.a.

Absorin	Medeco bv	▸ www.medeco.nl
Abena	Abena bv	▸ www.abena.nl
Attends	Van Heek Medical	▸ www.attends.nl ▸ www.vanheek.com
Depend	Kimberly Clark bv	▸ www.depend.nl
Hartmann	Paul Hartmann bv	▸ www.paulhartmann.nl ▸ www.nl.hartmann.info
Tena	SCA Hygiëne Products bv	▸ www.tena.nl/professionele-zorgverleners
Seni	TZMO	▸ www.seni4you.nl

Incontinentietampons

Contrelle Activgard	Codan bv	▸ www.codan.de
Contiform Pelvitec	Contiform Pelvitec	▸ www.pelvitec.com

Katheters, urinezakken en toebehoren

Actreen, Urotainer	B. Braun Medical bv	▸ www.bbraun.nl
Argyle	Covidien	▸ www.covidien.com
Bard	Bard Benelux nv	▸ www.crbard.com
Conveen, Easicath, Speedicath	Coloplast bv	▸ www.coloplast.nl
Curion, IQ-Cath	Medeco bv	▸ www.medeco.nl
Hekura	Van Heek Medical	▸ www.vanheek.com
Incare, Vapro	Hollister bv	▸ www.hollister.com/netherlands
Lofric	Astra Tech Benelux bv	▸ www.astratech.nl ▸ www.lofric.nl
Rusch	Teleflex Medical bv	▸ www. emromedical.nl

Pessaria

MD	Medical Dynamics	▸ www.medical-dynamics.nl
Mainit	Mainit bv	▸ www.mainit-bv.nl

Feceszakken

B. Braun medical bv	▸ www.bbraun.nl
Hollister	▸ www.hollister.com/netherlands
Convatec	▸ www.convatec.nl

Stomaverzorging

2.1 Inleiding – 26

2.2 Incontinent stoma – 26
2.2.1 Colostoma – 27
2.2.2 Ileostoma – 27
2.2.3 Urostoma – 29
2.2.4 Tracheostoma – 30

2.3 Hulpmiddelen bij het incontinente stoma – 30
2.3.1 Eendelig systeem – 30
2.3.2 Tweedelig systeem – 30
2.3.3 Overige hulpmiddelen – 33

2.4 Het continente stoma – 33

2.5 Kwaliteit van leven – 33

2.6 Rol van de apotheek bij stomaverzorging – 34

2.7 Links – 34

leerdoelen

Na dit hoofdstuk weet je:
- wat een stoma is;
- welke typen stomata er zijn;
- welke hulpmiddelen geleverd kunnen worden.

> **Casus**
>
> Mevrouw De Geus komt geregeld in de apotheek om haar medicatie en/of urostomamaterialen te halen. Zij geeft aan dat haar handfunctie wat verminderd is en dat zij nu de trekaftap van de urinezak die zij 's nachts gebruikt, niet goed meer kan openen boven het toilet. Is er misschien een alternatief?

2.1 Inleiding

kunstmatige uitgang

Wanneer de ontlasting of de urine niet meer via de normale weg het lichaam kan of mag verlaten, wordt door de chirurg en/of uroloog met behulp van darmweefsel een kunstmatige uitgang door de buikwand heen gemaakt. Zo'n kunstmatige uitgang heet een stoma (in het Grieks betekent stoma 'mond' of 'opening'). We kennen een colostoma (uitgang van de dikke darm), ileostoma (uitgang van de dunne darm), urostoma (uitgang van de blaas) en tracheostoma (opening in de keel van de luchtpijp).

De kunstmatige openingen in de buikwand komen het meest voor. In Nederland hebben ongeveer 30.000 mensen een stoma (ongeveer 65% heeft een colostoma, 20% een ileostoma en 10% een urostoma). Jaarlijks worden in de Nederlandse ziekenhuizen naar schatting 7000 nieuwe stomata aangelegd. Reden voor het aanleggen van een stoma zijn onder andere blaas- en darmkanker (carcinoma), aangeboren afwijkingen, darmontstekingen (ernstige vormen van colitis ulcerosa en de ziekte van Crohn), darmpoliepen (polyposis coli), letsels (traumata), neurologische blaasstoornissen en ernstige en onbehandelbare vormen van incontinentie.

De chirurg (of uroloog) is samen met de stomaverpleegkundige de spil in de zorg voor mensen met een stoma. Tevens is een belangrijke rol weggelegd voor de patiëntenvereniging, de Nederlandse stomavereniging Harry Bacon. Deze vereniging zorgt onder andere voor kennisoverdracht, lotgenotencontact en belangenbehartiging.

gebruiksnorm

Voor de hulpmiddelen zijn door overheid en zorgverzekeraars gebruiksnormen (het aantal stomazakjes en toebehoren per dag of per maand) opgesteld. De leveranciers (naast de apotheek bijvoorbeeld ook de medische speciaalzaken en postorderbedrijven) zijn contractueel verplicht zich aan deze gebruiksnormen te houden.

2.2 Incontinent stoma

stomazakje

Bij het incontinente stoma wordt de ontlasting of urine opgevangen in een stomazakje dat bevestigd is op het lichaam. Er zijn drie typen: het colostoma (voor de dikke darm), het ileostoma (voor de dunne darm) en het urostoma (voor de blaas). De stomata voor ontlasting worden ook wel AP genoemd (anus praeter naturalis).

Hierbij verlaat de ontlasting het lichaam vóór de anus. Het urinestoma wordt UP genoemd (urethra praeter naturalis). Dan verlaat de urine het lichaam vóór de urethra (plasbuis). De darm wordt door een opening in de buikwand een stukje naar buiten gebracht en vervolgens omgestulpt, waarbij het slijmvlies aan de buikwand wordt gehecht. Het stoma steekt ongeveer 1-1,5 cm boven het huidniveau uit.

Mensen met een incontinent stoma hebben geen controle meer over het uitvloeisel (ontlasting of urine). Er is immers geen kringspier in het stoma aanwezig. De aanleg van een incontinent stoma betekent een grote chirurgische/urologische buikoperatie. Inmiddels wordt een stoma in steeds meer centra in Nederland aangelegd met behulp van kleinere operaties door laparascopische technieken ('sleutelgatchirurgie').

2.2.1 Colostoma

Een colostoma is een kunstmatige uitgang van de dikke darm (colon). Het zieke deel van het colon is verwijderd, het gezonde deel heeft via het stoma een opening naar buiten. Uit het stoma komt vaste of gebonden ontlasting. Hoe dichter het stoma bij de anus zit, des te meer wordt het normale ontlastingspatroon (qua regelmaat, consistentie en vorm) benaderd. De functie van de dikke darm is onder meer het onttrekken van vocht en het weer opnemen daarvan door het lichaam, waardoor de ontlasting wordt ingedikt (figuur 2.1).

dikke darm

Het opvangzakje bij een colostoma is een gesloten zakje. Het wordt enkele keren per dag verwisseld. Het colostoma zit vaak linksonder op de buik. Als een groot deel van het colon wordt verwijderd, komt het stoma in het midden of rechtsonder op de buik te zitten.

gesloten zakje

Sommige mensen met een colostoma mogen op voorschrift van hun behandelend arts zelf hun stoma spoelen (irrigeren). Dit is het inbrengen van vocht via het stoma in de darm (de werking is vergelijkbaar met dat van een klysma). De ontlasting wordt dan naar het toilet afgevoerd via irrigatiesleeves of stomaspoelzakken. Na het spoelen is iemand enige tijd vrij van ontlasting, zodat sporten of vrijen mogelijk is met een minizakje (een klein zakje voor de opvang van eventuele gassen en/of darmslijm). Sommige patiënten met een colostoma gebruiken een irrigatiesysteem in combinatie met een irrigatie(spoel)pomp (figuur 2.2).

2.2.2 Ileostoma

Een ileostoma is een kunstmatige uitgang van de dunne darm (ileum). Het stoma wordt meestal aangelegd op het laatste deel van het ileum (rechtsonder op de buik). De dikke darm is geheel verwijderd of (tijdelijk) buiten werking gesteld (bijvoorbeeld om de dikke darm rust te geven bij een ernstige ontsteking). Uit het ileostoma komt voortdurend in kleine beetjes dunne ontlasting. De ontlasting is niet ingedikt omdat het via het ileum het lichaam verlaat (de resorptie van vocht in de dikke darm heeft dan niet plaatsgevonden). Het bevat naast vocht nog veel onverteerbare resten en spijsverteringssappen. De ontlasting is derhalve dun en prikkelend. Dit geeft een groot risico op huidirritatie (onder meer door pancreassap uit de alvleesklier en door galzure zouten) (figuur 2.3).

dunne darm

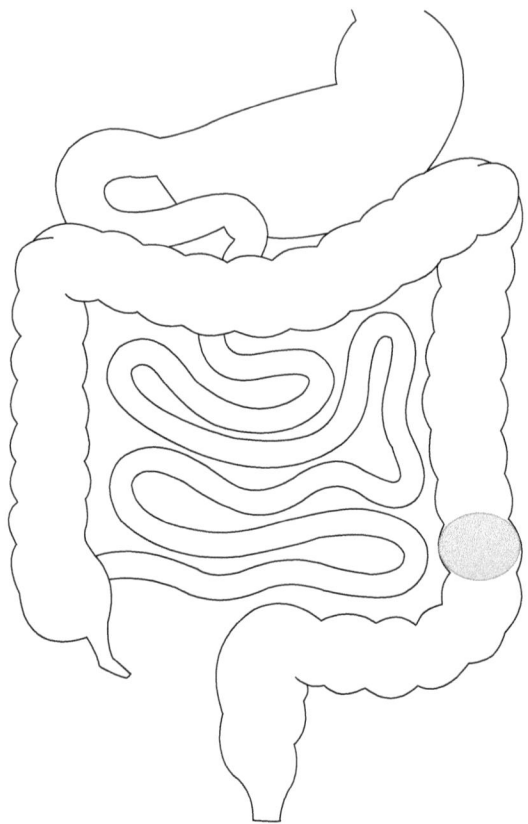

Figuur 2.1 Locatie van het colostoma (bron: Hollister bv/Antoniusziekenhuis te Sneek)

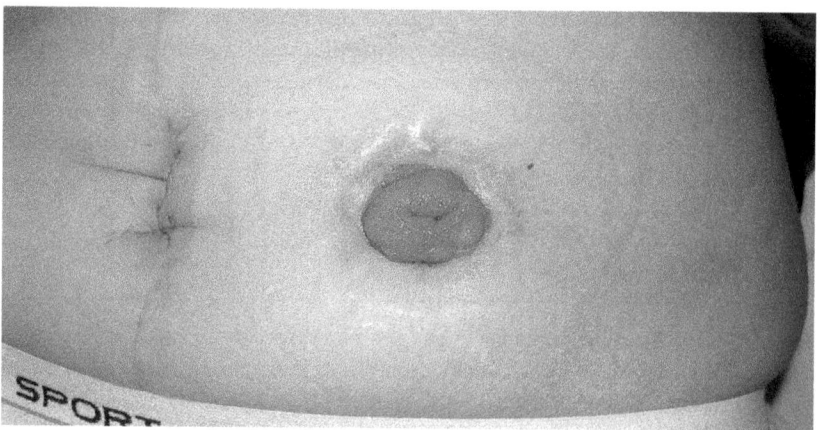

Figuur 2.2 Patiënt met een colostoma (bron: Hollister bv/Antoniusziekenhuis te Sneek)

open zakje Het ileostomazakje is aan de onderzijde open en wordt met een sluitclip gesloten. Ten aanzien van deze sluitclip zijn er veel ontwikkelingen en innovaties geweest, variërend van een geïntegreerde clip, klittenbandsluitingen tot een zogenaamd hide-a-way-systeem. Het ileozakje moet enkele keren per dag geleegd worden. Via het

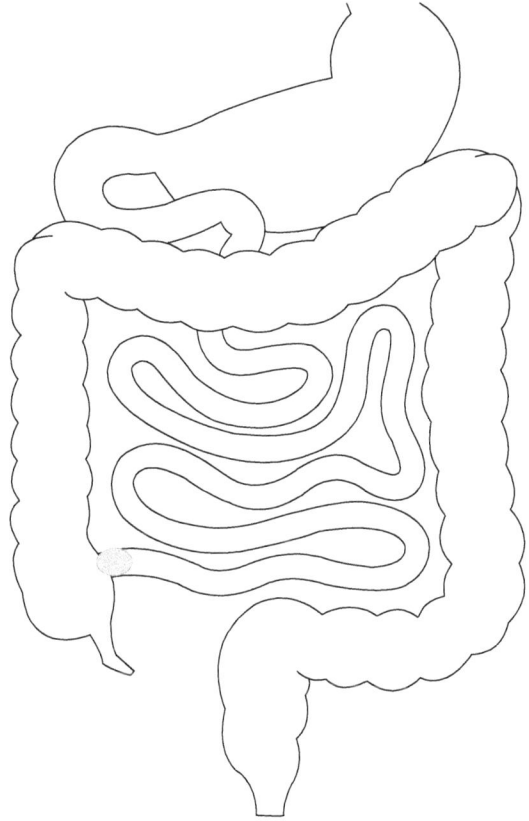

 Figuur 2.3 Locatie van het ileostoma (bron: Hollister bv/Antoniusziekenhuis te Sneek)

ileostoma verliest de patiënt veel vocht en zouten. Vooral bij warm weer, koorts, diarree of braken moet extra worden gelet op de vocht- en zoutinname. Het risico op dehydratie (uitdroging) is namelijk groter (door het verwijderen van de dikke darm wordt het vocht niet meer geresorbeerd). Uiteraard is dit ook een aandachtspunt bij de opname van geneesmiddelen.

2.2.3 Urostoma

Een urostoma is een kunstmatige uitgang voor urine, waarbij de urine het lichaam verlaat via een stukje darm. Een urinestoma wordt aangelegd als de mogelijkheid om urine via de urethra uit te scheiden verloren is gegaan doordat de blaas is verwijderd. Bij de operatie volgens Bricker, die het meest gangbaar is, worden de urineleiders (ureters) in een speciaal daarvoor bedoeld stukje darm vastgehecht, dat aan het ene uiteinde wordt afgesloten. Aan het andere uiteinde wordt het stoma gemaakt door de darm door de buikwand heen te halen en vast te zetten. Het urostoma zit meestal rechtsonder op de buik.

Bricker

zakje met aftap

Het urinestomazakje heeft een aftap voor het legen van het zakje. Op de aftap kan 's nachts een bedzak worden aangesloten. Het urinestomazakje heeft een terugslagventiel dat het terugstromen van de urine uit het zakje naar het stoma voorkomt.

2.2.4 Tracheostoma

luchtpijp

Bij een tracheostoma is er een kunstmatige verbinding tussen de luchtpijp en een opening in de huid in de middenlijn van de hals. Dit type stoma komt weinig voor en zien we nauwelijks in de apotheek. Deze patiëntengroep (gelaryngectomeerden) gebruiken canules en afzuigkatheters voor het afzuigen van slijm uit de luchtwegen (met een tracheostoma is ophoesten van slijm vaak niet goed mogelijk).

2.3 Hulpmiddelen bij het incontinente stoma

Er zijn twee soorten opvangmaterialen bij het incontinente stoma: eendelige en tweedelige systemen.

2.3.1 Eendelig systeem

dun en flexibel

Bij het eendelige systeem zit het zakje vast aan een dunne, flexibele huidplaat, die direct om het stoma heen op de huid wordt aangebracht. Het voordeel van dit systeem is dat het plat is, nauwelijks opvalt, flexibel en comfortabel is. Het nadeel is dat bij het verwijderen van het zakje de klevende huidplaat van de huid verwijderd moet worden. Dit kan leiden tot huidirritatie door het zogeheten 'stripeffect'. Het eendelige systeem is dan ook minder geschikt voor het gebruik op een gevoelige huid (figuur 2.4, 2.5, 2.6).

2.3.2 Tweedelig systeem

Tweedelige systemen bestaan uit twee losse onderdelen: het zakje en de huidplaat. Op de huidplaat zit een plastic ring (flens), waar de contraflens van het zakje exact op past (te vergelijken met de afsluiting op bewaarbakjes). Zo wordt een stevige en lekvrije afsluiting gerealiseerd. De flensmaat is iets groter dan de omtrek van het stoma. Direct na een operatie is het stoma nog vrij groot, maar na enige tijd krijgt het zijn definitieve (kleinere) omvang. Flensmaten variëren van 100 mm (direct postoperatief) tot 38 mm. Veel firma's leveren huidplaten met een voorgestanste opening, afgestemd op de stomaomvang. Indien dit niet het geval is, of bij een afwijkend formaat, moet de patiënt de opening zelf op maat maken, bijvoorbeeld met een nagelschaartje met kromme bek, een stans of met behulp van een kneedbare plak (bijvoorbeeld FormaFlex vormbare huidplak van Hollister of Natura Kneedbare Huidplak van Convatec). Uiteraard moeten de flensmaat van de huidplaat en het zakje overeenkomen, anders past het niet. De huidplaat blijft enige dagen op de huid zitten; het zakje wordt frequenter vervangen. Voordeel van dit systeem is het huidvriendelijke materiaal van de huidplaat, meestal hydrocolloïd. Dit beschermt de huid optimaal en

huidbescherming

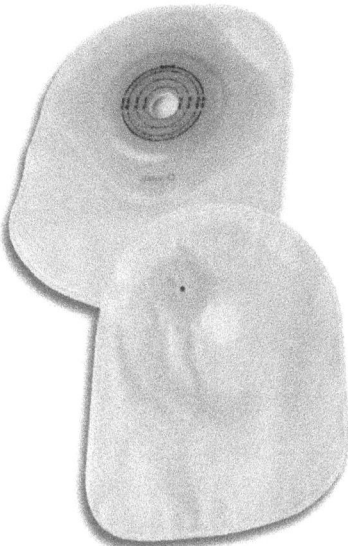

· **Figuur 2.4** Eendelig colosysteem (bron: Dansac)

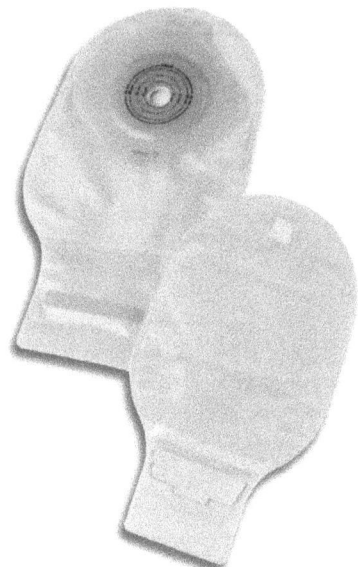

· **Figuur 2.5** Eendelig ileosysteem (bron: Dansac)

huidirritatie komt dan ook zelden voor. Nadeel is dat door de flens en contraflens het systeem wat dikker en minder flexibel is. De huidplaat moet altijd voor aanbrengen worden voorverwarmd, bijvoorbeeld tussen de handen. Dit activeert de adhesieve lijmlaag van de hydrocolloïd huidplaat. Na het aanbrengen dient de huidplaat met de hand te worden naverwarmd. Huidplaten moeten koel en donker worden bewaard, maar niet in de koelkast. De laatste ontwikkelingen zijn plakzakjes; tweedelige syste-

minder flexibel

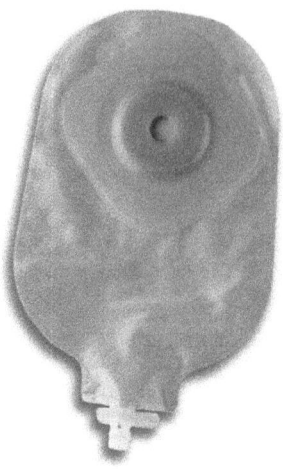

☐ **Figuur 2.6** Eendelig urosysteem (bron: Dansac)

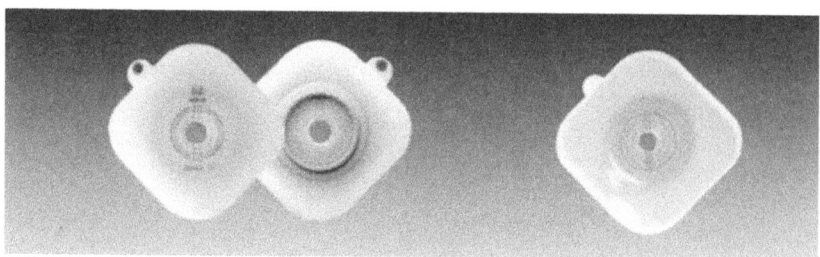

☐ **Figuur 2.7** Huidplaat (tweedelig systeem) (bron: Dansac)

men die geen flens hebben, maar op elkaar worden geplakt. Door het ontbreken van de flens zijn deze dunner en comfortabeler (☐ figuur 2.7, 2.8).

De stomazakken, voor zowel een- als tweedelige systemen, zijn verkrijgbaar in verschillende formaten: van minizakjes (bijvoorbeeld voor sporten, zwemmen of na irrigatie) tot grotere formaten. Sommige colo- en ileozakjes hebben een **koolstoffilter** waardoor de gassen uit het zakje kunnen ontsnappen; de geur wordt door de koolstof geabsorbeerd en het zakje blijft plat, waardoor het minder opvalt. Om lekkage tegen te gaan, worden de filters vochtdicht verpakt in bijvoorbeeld Goretex materiaal. Natte koolstof wordt immers inactief en kan geen geuren meer vasthouden. Voor het douchen of zwemmen wordt daarom het filter aan de bovenzijde (tijdelijk) afgesloten met een speciaal bijgeleverd stickertje. De zakjes zijn zowel in een transparante als huidkleurige uitvoering verkrijgbaar. De stomasystemen (eendelig en tweedelig), dus huidplaten en/of zakjes, moeten na gebruik (en na lediging van zowel ileo- als urozakje) worden weggegooid in een **afval**emmer, meestal vooraf verpakt in een speciaal afvalzakje. De afvalzakjes mogen dus niet in het toilet worden geworpen. Er is overigens in Nederland wel een toiletdoorspoelbaar eendelig systeem verkrijgbaar (van de firma Welland).

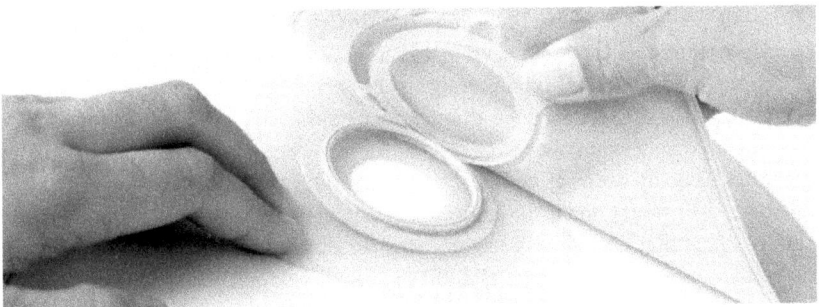

Figuur 2.8 Het aanbrengen van een zakje op de huidplaat (tweedelig systeem) (bron: Dansac)

2.3.3 Overige hulpmiddelen

Dit zijn onder andere afvalzakjes (sealbag voor het weggooien van het gebruikte stomamateriaal in de vuilnisbak), poeder (extra huidbescherming bij een geïrriteerde huid), tube pasta/(kneedbare) pastaschijven (voor een goede aansluiting en extra huidbescherming), lijmverwijderaar (*remover* op basis van siliconen, dus niet prikkelend), barrièrecrème (niet-vettende crème die de geïrriteerde huid beschermt), breukband (steunbandage om een slappe buikwand te ondersteunen en een prolaps te voorkomen), huidbeschermingsfilms in tissues en sprays.

toebehoren

2.4 Het continente stoma

Bij dit type stoma, dat veel minder vaak voorkomt, wordt de urine (urostoma) of dunne ontlasting (ileostoma) opgevangen in een kunstmatig aangelegd reservoir (van darm) in de buikholte. Een continent colostoma bestaat niet, omdat de dikke ontlasting niet via een katheter kan worden afgevoerd. In tegenstelling tot het incontinente stoma ligt het continente stoma onder huidniveau. Je ziet er aan de buitenkant van het lichaam (bijna) niets van.

uro en ileo

Opvangmateriaal is bij een continent stoma niet nodig, wat voor de patiënt het grote voordeel is van dit type stoma. Het type katheter dat wordt gebruikt voor het afvoeren van urine of ontlasting gaat, net als de eventuele bijkomende materialen, altijd op voorschrift van de behandelend arts en/of stomaverpleegkundige. Volg daarom altijd het recept en vervang de voorgeschreven materialen niet door wat toevallig op voorraad is!

geen zakje

2.5 Kwaliteit van leven

De meeste mensen met een stoma hebben weinig tot geen problemen met hun stomamateriaal en kunnen een 'normaal' leven leiden. De kwaliteit en innovatie van de materialen is goed en er is een zeer uitgebreid en divers aanbod. Indien zich onverhoopt toch problemen voordoen, is het aan te bevelen deze te laten beoordelen door de stomaverpleegkundige. Deze gespecialiseerde verpleegkundige kan aanvullende informatie verstrekken en desgewenst instructie geven over en/of in-

stomaverpleegkundige

bolvormige huidplaat

terventies plegen op bijvoorbeeld materiaal, huidbescherming en dergelijke. Een speciaal hulpmiddel dat de stomaverpleegkundige kan voorschrijven, is bijvoorbeeld de convex-huidplaat. Deze is bolvormig en geeft een betere aansluiting op de huid bij een teruggetrokken stoma of een stoma onder huidniveau. Hierdoor wordt lekkage (en dus huidproblemen) voorkomen. Nadeel van deze convex-huidplaat is onder meer het risico op een te grote lokale druk, waardoor een drukplek (decubitus) kan ontstaan. Een stoma onder huidniveau kan ontstaan als het stoma bijvoorbeeld in een huidplooi ligt. De oorzaak kan onder meer een gewijzigd postuur/gewicht van de patiënt of een spoedoperatie zijn. Bij een reguliere, geplande stomaoperatie stelt de stomaverpleegkundige preoperatief de juiste locatie vast. De positie wordt met speciale inkt gemarkeerd. Hierbij wordt onder meer gelet op huidplooien (zowel in staande, zittende als liggende positie) alsmede op de mogelijkheid van het verzorgen van het stoma door de patiënt zelf. Bij een spoedoperatie kan dit uiteraard niet. De kans op problemen door de locatie is hier groter en soms moet de locatie in een volgende, geplande operatie worden gewijzigd.

locatie

2.6 Rol van de apotheek bij stomaverzorging

op voorraad houden

De meeste gebruikers ontvangen hun stomamaterialen via een medische speciaalzaak, bijvoorbeeld Mediq Combicare. De apotheek kan de meeste materialen echter ook prima leveren en vormt desgewenst een alternatief als leverancier voor deze materialen. De apotheek kan de patiënt ondersteunen door het op voorraad houden van de materialen (een plots hoger verbruik kan het gevolg zijn van onder meer lekkage, ziekte en/of diarree). Dit geeft de gebruiker een veilig en zeker gevoel. Daarnaast kan de apotheek afspraken maken over levering voorafgaand aan een vakantie of zelfs op het vakantieadres. De apotheek kan de patiënt voorzien van brochures over ontwikkelingen op bijvoorbeeld het gebied van materialen, patiëntenvereniging enzovoort. Voor vragen op dit terrein kan de apothekersassistent een beroep doen op de helpdesk of website van de groothandel of de firma die de producten levert, op de (wijk)verpleegkundige van de thuiszorg of de stomaverpleegkundige.

2.7 Links

Biotrol	B. Braun Medical bv	▶ www.bbraun.nl
Coloplast	Coloplast bv	▶ www.coloplast.nl
Convatec	Convatec Nederland	▶ www.convatec.nl
Dansac	Dansac	▶ www.dansac.nl
Eakin	Eakin Healthcare bv	▶ www.eakin.nl
Eurotec	Eurotec bv	▶ www.eurotec.nl
Freedom	Laprolan bv	▶ www.laprolan.nl
Hollister	Hollister bv	▶ www.hollister.nl

2.7 · Links

Laprocare	Laprolan bv	▸ www.laprolan.nl ▸ www.laprocare.nl
Marlen	Marlen Europe	▸ www.marleneurope.eu
Mirage	Laprolan bv	▸ www.laprolan.nl
Nu Hope	Combicare	▸ www.combicare.nl
Pelican	Huikeshoven Medical bv	▸ www.huikeshovenmedical.nl
Simcare	Laprolan bv	▸ www.laprolan.nl
Welland	Welland NL	▸ www.welland.nl
Secuplast	Medeco	▸ www.medeco.nl
Mestopore	Molnlycke	▸ www.molnlycke.com
NSVG (Nederlandse Stichting voor Gelaryngectomeerden)		▸ www.nsvg.nl
Nederlandse stomavereniging 'Harry Bacon'		▸ www.harry-bacon.nl

Wondverzorging

3.1 Inleiding – 39
3.1.1 Typen wonden – 39
3.1.2 Classificatie van wonden – 41
3.1.3 TIME-model – 41
3.1.4 WCS-model – 42

3.2 Vochtige wondbehandeling – 43

3.3 Wondbedekkers – 43
3.3.1 Non-woven kompres – 43
3.3.2 Absorberend verband – 43
3.3.3 Geïmpregneerd gaas – 44
3.3.4 Wondfolie – 44
3.3.5 Hydrocolloïdverband – 44
3.3.6 Hydrofiberverband – 45
3.3.7 Alginaatverband – 45
3.3.8 Schuimverbanden – 46
3.3.9 Koolstofverband – 46
3.3.10 Zilververband – 46
3.3.11 Hydrogel – 46
3.3.12 Honingverband – 46

3.4 Veelvoorkomende problemen bij wondbehandeling – 47

3.5 Zwachtels – 47
3.5.1 Korterekzwachtel – 47
3.5.2 Langerekzwachtel – 48
3.5.3 Therapeutisch elastische kous – 48

3.6 Fixatiemateriaal voor niet-adhesieve wondbedekkers – 48
3.6.1 Pleister – 48
3.6.2 Windsels – 49
3.6.3 Netverband – 49
3.6.4 Buisverband – 49

3.7	Overige producten – 49	
3.7.1	Wondsluiting – 49	
3.7.2	Oogpleisters en verbanden – 49	
3.7.3	Snelverband – 50	
3.7.4	Verbanddozen – 50	
3.7.5	Engels pluksel – 50	
3.7.6	Koud/warmkompres – 50	
3.7.7	Mitella – 50	
3.7.8	Watten – 50	
3.7.9	Steungevend verband – 51	
3.7.10	Ideaalwindsel – 51	
3.7.11	Tape – 51	
3.8	De rol van de apotheek bij wondverzorging – 51	
3.9	Links – 52	

leerdoelen

Na dit hoofdstuk weet je:
- welke typen wonden er zijn;
- wat het TIME-en WCS-model inhouden;
- welke soorten verbandmiddelen er zijn;
- de voordelen van vochtige wondbehandeling aan te geven.

Irma, de besteller van afdeling Twee uit het verzorgingshuis, vraagt of wij een koolstofverband op voorraad hebben. De wond van de heer Flink is onwelriekend en zij denkt dit met de koolstof te kunnen tackelen. Geef maar een naam, zegt ze, dan regel ik het recept.

3.1 Inleiding

Een wond is een verbreking van de natuurlijke structuur van weefsels. Dit kan de huid zijn, bijvoorbeeld een schaafwond na een val, maar ook orgaanweefsel (een inwendige wond, bijvoorbeeld een door een maagzweer veroorzaakte maagbloeding) (figuur 3.1).

definitie

Wondgenezing hangt af van de toestand waarin de patiënt verkeert: de eventuele onderliggende ziekte, medicijngebruik, mobiliteitsproblemen van de patiënt, inname van vocht en voeding, de motivatie van de patiënt en de kenmerken van de wond. Bedenk altijd dat je niet alleen de wond behandelt: je behandelt een mens die een wond heeft (figuur 3.2)!

algemene conditie

3.1.1 Typen wonden

We kunnen verschillende typen wonden onderscheiden.

- *Mechanische wonden*
  worden veroorzaakt door scherp of stomp geweld van buitenaf, bijvoorbeeld een steekwond, snijwond, schaafwond, kneuswond, schotwond of scheurwond.
- *Chemische wonden*
  worden veroorzaakt door inwerking van chemische stoffen, zoals zuren, basen, chloor, traangas, oorlogsgassen, vloeibare organische brandstoffen of zouten.
- *Thermische wonden*
  ontstaan door de inwerking van hitte (verbranding) of kou (bevriezing).
- *Elektriciteitswonden*
  worden veroorzaakt door blikseminslag of door contact met voorwerpen die onder stroom staan.
- *Stralingswonden*
  worden veroorzaakt door zonnebrand, röntgen- of radioactieve straling.
- *Infectiewonden*
  ontstaan door onvoldoende (plaatselijke) afweer tegen micro-organismen, zoals bacteriën, virussen en schimmels.

diverse oorzaken

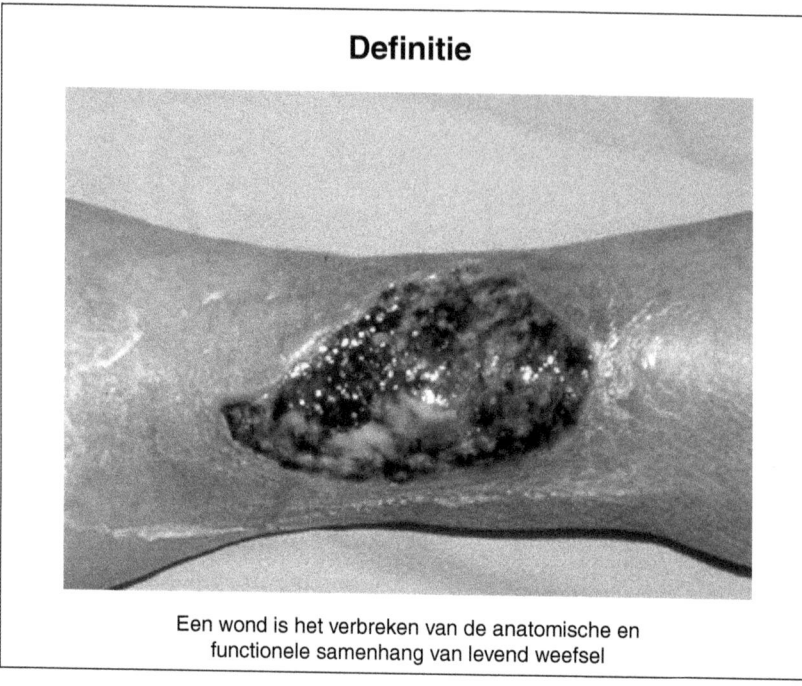

Figuur 3.1 De definitie van een wond (bron: Convatec, uit: Wondeducatieprogramma, -preventie en -behandeling, 2001)

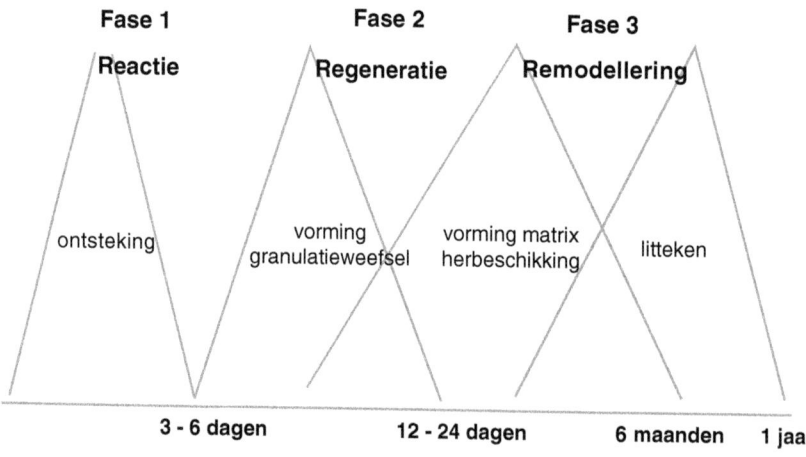

Figuur 3.2 Het wondgenezingsproces (bron: Convatec, uit: Wondeducatieprogramma, -preventie en -behandeling, 2001)

- *Oncologische wonden*
  worden veroorzaakt door (huid)kanker (carcinoma) of uitzaaiingen (metastasen) van kanker elders in het lichaam.
- *Wonden ten gevolge van een circulatiestoornis*
  ontstaan door onvoldoende doorbloeding. De aanvoer van zuurstof en voeding naar de weefselcellen is verminderd, bijvoorbeeld bij decubitus ('doorliggen' door lokale druk), ulcus cruris ('open been of zweer aan het onderbeen') of een diabetische voet. Dit zijn chronische wonden, ook wel complexe wonden genoemd. Met de producten voor deze wonden krijg je in de apotheek vaak te maken.

3.1.2 Classificatie van wonden

Om te komen tot een eenduidige diagnostiek en behandeling, worden wonden in categorieën ingedeeld.

categorieën

Brandwonden
Brandwonden kunnen in diepte variëren:
- eerste graad;
- tweede graad;
- derde graad.

graden

Decubitus
De definitie van decubitus in de Landelijke richtlijn van 2012 luidt als volgt: een gelokaliseerde beschadiging van de huid en/of onderliggende weefsels, meestal ter hoogte van een botuitsteeksel, als gevolg van druk of druk in samenhang met schuifkrachten.
Decubitus kent vier categorieën:
- categorie I : blijvende, niet-wegdrukbare roodheid, intacte huid;
- categorie II: oppervlakkige aantasting van de huid, bijvoorbeeld een blaar;
- categorie III: volledig weefselverlies/huidlaag;
- categorie IV: verlies van onderhuids weefsel met blootliggende pezen, spieren of bot.

doorligwond

Diabetische voet
Een diabetisch voetulcus is een wond aan de voet die moeizaam geneest doordat de patiënt suikerziekte heeft. Dit kan bij mensen met diabetes zelfs leiden tot amputatie van tenen, voet of onderbeen.

suikerziekte

3.1.3 TIME-model

Voor het beoordelen van een wond wordt het TIME-model gebruikt. Voor behandelaars, gespecialiseerde wondverpleegkundigen en de industrie is dit een manier om een wond te beschrijven. Met deze methode wordt niet alleen naar de wond gekeken, maar ook naar de factoren die de wondgenezing beïnvloeden.

factoren

TIME staat voor de letters:

kenmerken

T = Tissue (weefsel): hier wordt gekeken of het weefsel vitaal of niet vitaal is. Granulatieweefsel (nieuwgevormd en goed doorbloed) is vitaal weefsel en necrose (dood, afgestorven) is niet-vitaal weefsel.

I = Infection (infectie): hier wordt gekeken of het wondbed wel of niet is geïnfecteerd. Kenmerken van infectie zijn roodheid, pijn, zwelling en warmte. Secundaire kenmerken zijn bijvoorbeeld gebrek aan gezond granulatieweefsel, een kleurverandering van het wondbed en onverklaarbare wondpijn.

M = Moisture (vocht): hier wordt de mate van exsudaat beschreven (vochtverlies uit de wond): droog, vochtig of nat.

E = Edge (wondranden): hier wordt beschreven of deze intact zijn en hoe de wondomgeving is, en of er bijvoorbeeld verweking (maceratie) heeft plaatsgevonden.

3.1.4 WCS-model

zwart, geel en rood

Naast het TIME-model kennen we ook nog het WCS-model van de Woundcare Consultant Society (WCS). De WCS is een vereniging van deskundigen in wondbehandeling. Het WCS-model is een model voor lokale wondbehandeling (vooral bij chronische wonden) en gaat uit van de kleur van de wond. Er zijn zwarte, gele en rode wonden. De therapie bij deze kleuren bestaat (meestal) uit verwijderen van necrose (zwart), reiniging (geel) en bescherming (rood).

aanpak

necrose

Zwarte wonden: necrose – de wond bevat dood weefsel (necrose). Bij ontstekingsverschijnselen moet de necrose worden verwijderd. Dood weefsel is namelijk een voedingsbodem voor bacteriën.

Gele wonden: reiniging – de wond bevat een geel 'beslag', bestaande uit onder andere celresten, bacteriën en witte bloedlichaampjes. Bij een infectie worden antibacteriële middelen ingezet. Het wondmateriaal moet de wond reinigen door de absorptie van wondvocht in het materiaal.

Rode wonden: beschermen – het nieuwgevormde (granulatie)weefsel is goed doorbloed en heeft daardoor een rode kleur. De wond is kwetsbaar en moet worden beschermd tegen omgevingsinvloeden (bijvoorbeeld verkleving van het verband, stoten en/of infectie).

Bij combinaties van kleuren wordt gestart met de aanpak van de meest storende factor. In een hoofdzakelijk gele wond met enkele zwarte aspecten wordt bijvoorbeeld gestart met de 'zwartbehandeling'. Het WCS-model wordt naast het TIME-model nog steeds veel gebruikt, vooral door de industrie.

uitzondering

Het WCS-model kan niet op alle wonden worden toegepast, bijvoorbeeld *niet* bij brandwonden, oncologische wonden en wonden die veroorzaakt zijn door radiotherapie (bestraling), omdat deze wonden anders 'genezen' en daardoor ook anders behandeld moeten worden.

standaardwerk

De WCS geeft het WCS-Wondenboek uit, wat als het standaardwerk in de Nederlandse wondbehandeling wordt beschouwd. Het wordt zowel binnen als buiten het ziekenhuis veel geraadpleegd en biedt ook door de achtergrond- en productinformatie voor de medewerkers in de apotheek een belangrijke meerwaarde op de gebruikelijke productinformatie van de industrie. Naast algemene wondbehandeling worden onder andere de diagnostiek en behandeling beschreven van decubitus, de diabetische voet, ulcus cruris, de chirurgische wond, brandwonden en het stoma. De wondmaterialen staan geordend naar generieke groep en naar producteigenschappen. Daarna volgen de specialiténamen van de diverse merken die in Nederland verkrijgbaar zijn. Het enorme aanbod aan producten wordt hiermee overzichtelijk weergegeven.

3.2 Vochtige wondbehandeling

Bij de behandeling van wonden is vochtige wondbehandeling meestal eerste keus. Dat vochtige wondbehandeling de voorkeur heeft, werd al in 1962 vastgesteld en beschreven door Winters. De vochtigheid van de wond kan variëren van droog via vochtig tot nat. Dit wordt binnen het TIME-model beschreven bij de M van Moisture (vocht). Afhankelijk van de vochtigheid moet een vochtcreërende, vochtregulerende of vochtabsorberende behandeling worden gestart. Dat bepaalt dus mede de keus van het wondmateriaal. De industrie levert een imposant assortiment wondbedekkers die een vochtig wondmilieu creëren en/of handhaven. In de volgende paragraaf zullen we aangeven of het materiaal geschikt is voor een vochtige wondbehandeling.

vochtbalans

3.3 Wondbedekkers

Aan elke verbandwisseling dient in principe wondreiniging en wondinspectie vooraf te gaan. Een aantal gangbare wondbedekkers komt in deze paragraaf aan de orde.

3.3.1 Non-woven kompres

Het non-woven kompres (NW) is de universele wondbedekker. Het heeft een goede absorptie (hydrofiel) en een fijnmazige structuur. Het is verkrijgbaar in veel formaten en als splitkompres (met inkeping). Het nadeel van een non-woven kompres is dat het niet zo trek- en scheurvast is, dus minder geschikt voor wondreiniging. Daarvoor kan beter het geweven, katoenen hydrofielgaas (HG) worden gebruikt, dat een wijdmazige structuur heeft. Dit gaas is sterker en ruwer.

Een non-woven kompres dat is omgeven door een fixatiepleister, wordt een eilandverband of eilandpleister genoemd. Het is absorptie en fixatie in één product gecombineerd.

universeel

3.3.2 Absorberend verband

Absorberend verband wordt gebruikt voor het opnemen van wondvocht. De mate waarin vocht wordt opgenomen, bepaalt welk materiaal wordt gebruikt. Voor hevig bloedende wonden of andere vochtafscheidende wonden is dikker absorberend materiaal nodig dan voor wonden die nauwelijks vocht afscheiden.
Absorberend verband is veelal opgebouwd uit drie lagen:
- een wondcontactlaag die niet of niet zo snel verkleeft met het wondbed, bijvoorbeeld non-woven;
- een absorberende kernlaag, bijvoorbeeld met witte watten of pulp en/of tissue;

opname wondvocht

een vochtdichte toplaag (hydrofoob) om lekkage te voorkomen; deze laag is vaak blauw of wit met een blauwe streep.

Absorberend verband wordt vaak als afdekkend verband toegepast over bijvoorbeeld een non-woven kompres. De diverse merken onderscheiden zich doordat de kernlagen verschillen in flexibiliteit en zachtheid. Voorbeelden van absorberende verbanden zijn Exsupad, Cutisorb, Mesorb en Hekasorb.

3.3.3 Geïmpregneerd gaas

niet verklevend

Geïmpregneerd of vet gaas heeft een dragermateriaal met een fijnmazige structuur (bij voorkeur non-woven). Het is geïmpregneerd met bijvoorbeeld vaseline of paraffine om verkleving van het afdekkende verband aan de wond te voorkomen. Het vette gaas moet regelmatig worden vervangen om uitdroging en ingroei van nieuw gevormd weefsel (granulatieweefsel) te vermijden. Dat kan immers het kwetsbare granulatieweefsel beschadigen en de wondheling vertragen.

Indien een verband niet of nauwelijks mag verkleven, kunnen producten met een synthetisch dragermateriaal worden gebruikt. Deze zijn duurder per stuk, maar de wondgenezing gaat sneller doordat deze producten bij verwijdering geen beschadiging van het granulatieweefsel geven en daardoor ook comfortabeler zijn voor de patiënt (hij ervaart namelijk minder of geen pijn). Deze producten hoeven minder vaak te worden vervangen (dit betekent minder verbandwisselingen door bijvoorbeeld een wijkverpleegkundige). Voorbeelden van dergelijke verbanden zijn Cuticerin, Atrauman en Adaptic.

antibacterieel

Een speciale groep verbanden vormen de antibacteriële zalfgazen. Deze gazen zijn geïmpregneerd met bijvoorbeeld povidonjodium (Betadine) om een infectie tegen te gaan.

3.3.4 Wondfolie

semipermeabel

Wondfolie wordt gebruikt bij rode, niet of nauwelijks vochtafscheidende wonden. Een folie heeft namelijk geen absorptiecapaciteit. Het is een dun, transparant en semipermeabel verband (het laat zuurstof en waterdamp door, maar geen bacteriën en water, zodat de patiënt ermee kan douchen). Het creëert een vochtig wondmilieu. Voorbeelden zijn Opsite Flexigrid, Tegaderm folie, Kliniderm Film en Nobaderm.

3.3.5 Hydrocolloïdverband

overlap

Hydrocolloïd bestaat uit een materiaal dat allerlei klevende bestanddelen bevat, zoals karaya, pectine, guar en carboxymethylcellulose. Het verband moet groot genoeg zijn en dient de wond minimaal 2-3 cm te overlappen. Vóór aanbrengen moet het met de hand worden verwarmd om de hechting te verbeteren. Het bedekt de wond, maar heeft een beperkte absorptiecapaciteit. Het creëert een vochtig wondmilieu. Voorbeelden zijn Duoderm, Tegaderm hydrocolloïd, Askina Hydro, Comfeel Plus, Kliniderm Hydro en Suprasorb Hydrocolloïd (figuur 3.3).

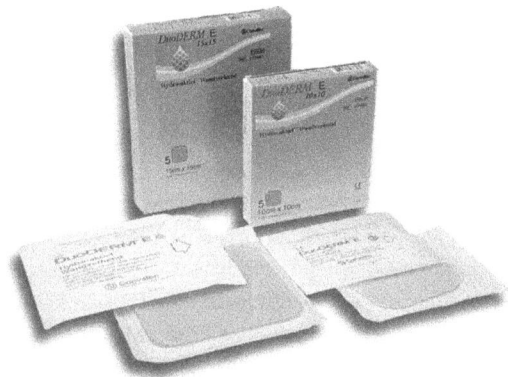

Figuur 3.3 Hydrocolloïdverbanden (bron: Convatec)

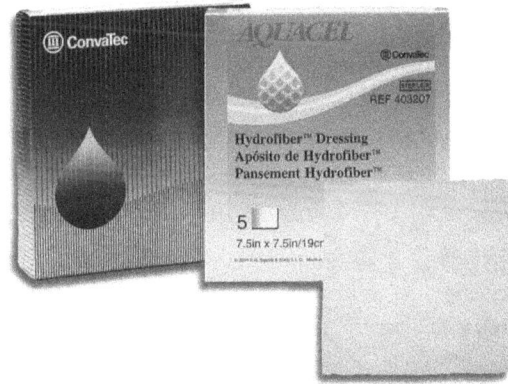

Figuur 3.4 Aquacel hydrofiberverband (bron: Convatec)

3.3.6 Hydrofiberverband

Hydrofiber bestaat volledig uit carboxymethylcellulose, een stof die ook in hydrocolloïd voorkomt. Het verband heeft een sterke, verticale absorptie, waardoor geen horizontale verspreiding optreedt en zo dus verweking van de wondranden wordt voorkomen. Als het verband in contact komt met wondvocht, treedt een 'vergelling' van het verband op, waardoor een vochtig wondmilieu ontstaat. Een voorbeeld van dit soort verband is Aquacel. Inmiddels zijn er producten bijgekomen die niet uit hydrofiber (100% carboxymethylcellulose) bestaan, maar volgens de betreffende firma's wel vergelijkbare eigenschappen hebben, bijvoorbeeld Kliniderm Fiber en Durafiber (figuur 3.4).

absorptie

3.3.7 Alginaatverband

Alginaat wordt gemaakt van bruin zeewier. Het verband heeft een goed absorberend vermogen, vooral voor dikkere vloeistoffen, zoals pus. Doordat het verband meestal

zeewier

calcium bevat, heeft het een licht bloedstelpend (hemostatisch) effect. Het creëert een vochtig wondmilieu. Voorbeelden van dit soort verband zijn Algosteril, Kaltostat, Algisite en Tegagen.

3.3.8 Schuimverbanden

polsterend

Foam of schuimverband is een sterk absorberend product met veelal een polyurethaan toplaag (semipermeabel). Het wondvocht wordt opgeslagen in de tussenruimten van het verband. Via de vochtdoorlatende toplaag kan een deel van het wondvocht verdampen. Het verband handhaaft dus een vochtig wondmilieu. Het is een comfortabel verband met een niet-verklevende wondzijde, veelal verkrijgbaar in een adhesieve (met een plakrand) en een non-adhesieve variant. Voorbeelden zijn Allevyn, Biatain, Mepilex en Tielle.

3.3.9 Koolstofverband

geurreductie

Koolstofverband bevat geactiveerde koolstof. Dit bindt de bacteriën en reduceert op deze manier de wondgeur. De diverse merken verschillen in samenstelling en absorptiecapaciteit. Voorbeelden zijn Nobacarbon en Carboflex.

3.3.10 Zilververband

antibacterieel

Zilververband bestaat in uitvoeringen met verschillende dragermaterialen, bijvoorbeeld alginaat, schuimverband of hydrofiber. Het verband bevat ionisch zilver en dat heeft een antibacteriële werking. Naast de dragermaterialen verschillen de producten onder andere in absorptiecapaciteit en afgiftesnelheid van het zilver. Voorbeelden van dit verband zijn Aquacel Ag, Acticoat en Actisorb silver 220.

3.3.11 Hydrogel

water

Hydrogel is verkrijgbaar als verband of in een tube. Het bevat grote hoeveelheden water (80 tot 99%) met een vasthoudende polymeer. Het wordt onder andere gebruikt bij een vochtcreërende behandeling. Voorbeelden zijn Duoderm hydrogel, Intrasite Conformable, Intrasite gel en Urgo Hydrogel.

3.3.12 Honingverband

geen resistentie

Honing (steriel) wordt steeds vaker gebruikt in de wondbehandeling. Het heeft een antibacteriële werking zonder risico op resistentievorming, wat met andere antibacteriële middelen wel kan ontstaan. Het is met verschillend dragermateriaal en in verschillende samenstelling en te krijgen. Voorbeelden zijn Mesitran, Medihoney, Honeysoft en Revamil.

3.4 Veelvoorkomende problemen bij wondbehandeling

De volgende problemen worden geregeld gezien.
1. Lekkage; kan worden voorkomen door het gebruik van verbanden met een hogere absorptiecapaciteit.
2. Verweking van de wondranden (maceratie); te voorkomen door bescherming van de wondranden tegen inwerking van vocht door bijvoorbeeld beschermende films of crèmes te gebruiken, bijvoorbeeld Cavilon, en/of producten met verticale absorptie.
3. Geur; de behandeling bestaat bijvoorbeeld uit wondreiniging en tijdige vervanging van het verband of zo nodig de inzet van een koolstofverband. De voorschrijver kan hier antibacteriële middelen, een zilververband of honingproduct inzetten. Bij een oncologische wond kan de voorschrijver soms lokaal metronidazolgel toepassen.
4. Pijn bij verbandwisseling; indien mogelijk dient de voorschrijver producten te gebruiken die niet aan de wond hechten en bij verwijdering geen trauma of pijn veroorzaken. Voorbeelden hiervan zijn synthetische wondcontactmaterialen zoals Mepitel, siliconenverband en schuimverband.
5. Aanhoudende stagnatie in de wondgenezing. Na analyse van de wond met onder andere het TIME-model kunnen specialistische behandelingen in de thuissituatie worden ingezet, die voorheen alleen in ziekenhuizen plaatsvonden.

-lekkage

verweking

geur

pijn

stagnatie

3.5 Zwachtels

3.5.1 Korterekzwachtel

Ulcus cruris, een aandoening die wordt veroorzaakt door slecht werkende bloedvaten, is een chronische wond die in de thuissituatie veel voorkomt. Een veel toegepaste therapie bij ulcus cruris (open been) is de ambulante compressietherapie (ACT) met de korterekzwachtel.

Met behulp van twee korterekzwachtels die vaardig om het been dienen te worden gezwachteld, wordt de klepfunctie in de venen hersteld. Door de pompwerking van de kuitspier (die bij het lopen tegen de zwachtel wordt geduwd) wordt de overmaat aan vocht (oedeem) afgevoerd en de aanvoer van zuurstof, voedingsstoffen en dergelijke naar de wond verbeterd. De wondbedekker die gebruikt wordt voor op de wond, moet zorgen voor voldoende absorptie en een vochtig wondmilieu in de wond.

Kenmerken van een korterekzwachtel zijn dat ze veel druk geven als iemand beweegt en weinig als iemand in rust is. Voorbeelden van korterekzwachtels zijn Comprilan en Elko. Deze zwachtels kunnen alleen worden toegepast bij lopende patiënten (regelmatig lopen is een vereiste) en een goede zwachteltechniek (van bijvoorbeeld een wijkverpleegkundige). Voordeel voor de patiënt is dat de zwachtel 's nachts om kan blijven door de lage rustdruk. Er zijn ook compressieboxen voor ACT verkrijgbaar. Deze bevatten alle artikelen die nodig zijn om ambulante compressie met korterekzwachtels op te starten en een bepaalde periode uit te voeren. Samenstelling en hoeveelheden verschillen, maar een box bevat bijvoorbeeld naast de korterekzwachtels, synthetische watten of viltverband als polsterende laag, een

open been

fixatie buisverband, een rol pleisters, een meetlint (om de voortgang van de afname van het oedeem te controleren), een pelotte (schuimkompres) voor opvullen bij bijvoorbeeld de enkels, zodat de zwachtel gelijkmatige druk geeft, een tube hydraterende crème (de huid is vaak erg droog) en een instructiekaart. Niet alle zorgverzekeraars vergoeden compressieboxen, zodat de apotheek er zelf voor moet zorgen dat alle verbandmiddelen voor de compressietherapie worden geleverd.

3.5.2 Langerekzwachtel

niet lopen

Bij niet- of nauwelijks ambulante patiënten (de patiënt zit bijvoorbeeld in een rolstoel) wordt vaak gekozen voor een langerekzwachtel. Deze zwachtel heeft een lage werkdruk en een hoge rustdruk, en moet daarom voor de nacht worden verwijderd.

3.5.3 Therapeutisch elastische kous

aan- en uittrekhulpmiddelen

Als het oedeem verdwenen is en de wond genezen, wordt ter preventie (van een nieuw open been) een therapeutisch elastische kous (TEK) aangemeten door een bandagist. Deze therapeutisch elastische kous is verkrijgbaar in verschillende drukklassen (II tot en met IV). Omdat de therapeutisch elastische kousen vaak moeilijk aan en uit te trekken zijn, zijn er hulpmiddelen die dit vergemakkelijken (zogenaamde aan- en uittrekhulpmiddelen, bijvoorbeeld Easy-slide, Eureka). De apotheek levert wel zogenaamde steunkousen, profylactische kousen of anti-emboliekousen in drukklasse I. Deze worden bijvoorbeeld gebruikt bij zwangerschap of een staand beroep. Ze zijn er in verschillende kleuren en uitvoeringen, bijvoorbeeld een (lange) dijkous, met of zonder tailleband, of een kniekous, met of zonder open teenstuk. Voorbeelden zijn Comprinet, TED en Struva.

3.6 Fixatiemateriaal voor niet-adhesieve wondbedekkers

bevestiging

Er zijn speciale fixatiematerialen voor wondbedekkers die niet-adhesief zijn (die niet uit zichzelf plakken) of die extra fixatie bieden aan adhesieve wondbedekkers.

3.6.1 Pleister

kleeflaag

Pleisters zijn de bekendste fixatiematerialen. Een pleister is een combinatie van een dragermateriaal en een kleeflaag:
- textiel met een zinkoxidelijmlaag: een sterk hechtende pleister, die niet op de gevoelige huid gebruikt kan worden, bijvoorbeeld Leukoplast;
- non-woven met polyacrylaat lijm: een goed hechtende, hypoallergene, scheurbare pleister, bijvoorbeeld Leukopor; door deze pleister na het aanbrengen met de hand na te verwarmen, wordt de kleefkracht verhoogd;

- kunstzijde met polyacrylaat: een pleister met een grote spankracht die ook scheurbaar is, bijvoorbeeld Leukosilk;
- volvlakpleister: een non-woven brede pleister (tot 30 cm) met polyacrylaat, die het kompres en een deel van de omliggende huid bedekt, bijvoorbeeld Fixomull (stretch).

3.6.2 Windsels

Elastische (HG-)windsels worden gebruikt voor de fixatie van bijvoorbeeld een kompres in de buurt van een gewricht. Het windsel is ook verkrijgbaar als niet-elastisch en als cohesief windsel. Dit laatste windsel hecht op zichzelf.

gewricht

3.6.3 Netverband

Netverband is wijdmazig, elastisch fixatiemateriaal. Het is bij uitstek geschikt ter fixatie van wondbedekkers op moeilijk te fixeren plaatsen, bijvoorbeeld wonden aan het hoofd, de romp of in de buurt van gewrichten. Een voorbeeld ervan is Bandafix.

moeilijke locatie

3.6.4 Buisverband

Buisverband is een elastisch, geweven verband. Het heeft een fijnmazige structuur en is zacht en comfortabel. Bijvoorbeeld Tubifast of Hekafix Comfort (= kant-en-klaar rompverband).

comfort

3.7 Overige producten

3.7.1 Wondsluiting

Pleisters om een snijwond te sluiten, zijn de hechtstrip, het zwaluwstaartje en de wond(hecht)pleister. De pleister zorgt ervoor dat de wondranden goed op elkaar aansluiten voor een probleemloze wondgenezing, bijvoorbeeld Leukostrip en Bandaid.

aansluitend

3.7.2 Oogpleisters en verbanden

Oogpleisters zijn er in verschillende soorten. Pleisters voor het afplakken van het oog bij een lui oog, en pleisters en verband voor een oogverwonding of na een operatie. De eerstgenoemde pleisters worden voorgeschreven aan kinderen en zijn in verschillende maten en kleuren verkrijgbaar. Oogverbanden zijn kompressen die rond het oog met pleisters gefixeerd moeten worden.

behandeling en bescherming

3.7.3 Snelverband

eerste hulp

Het snelverband is een absorberend kompres dat aan beide zijden is ingebed in een hydrofiel windsel. Het is bedoeld voor snelle fixatie en bedekking van de wond. Snelverbanden zijn voornamelijk terug te vinden in verbanddozen of ehbo-dozen.

3.7.4 Verbanddozen

eisen

Verbanddozen zijn dozen die gevuld zijn met verbandmaterialen, fixatiematerialen en eerstehulppartikelen. Ze variëren van eenvoudige dozen voor de particuliere gebruiker tot de uitgebreide versies die wettelijk verplicht zijn in bijvoorbeeld bedrijven. De Bedrijfshulpverlener (BHV'er) zorgt ervoor dat de inhoud van de dozen adequaat (binnen vervaldata) en volledig blijft.

3.7.5 Engels pluksel

zalftherapieën

Engels pluksel wordt toegepast bij zalftherapieën. De zalf wordt op het geruwde katoen van het Engels pluksel aangebracht en dan op de huid. Het pluksel wordt gefixeerd met pleisters of windsels. Andere producten bij zalftherapieën, of ter preventie van krabben bij jeuk als gevolg van huidproblemen, zijn de verbandhandschoen en verbandoverall (krabpak voor kinderen).

3.7.6 Koud/warmkompres

koelen

Een koud/warmkompres (*cold/hot-pack*) is een gelhoudend verband dat kan worden gekoeld of verwarmd, bijvoorbeeld om zwelling tegen te gaan bij sportblessures en/of om de pijn te verzachten.

3.7.7 Mitella

sling

De mitella of driekante doek wordt gebruikt om de schouder en/of de arm te ontlasten. Een modernere variant is de *sling*, een soort draagband.

3.7.8 Watten

SY-watten

De vernieuwde synthetische watten (SY-watten) verenigen meestal de eigenschappen van witte en vette watten, namelijk polstering, vasthouden van de lichaamswarmte en absorptie. Ze nemen echter wel minder vocht of bloed op dan witte watten.

3.7.9 Steungevend verband

Steungevende verbanden kunnen bestaan uit geweven of gebreid buisverband. Deze zijn steviger geweven dan de hierboven genoemde buisverbanden. Ze zijn verkrijgbaar in verschillende wijdtes en lengten. Een voorbeeld is Tubigrip.

rondom

3.7.10 Ideaalwindsel

Ideaalwindsel is een verband met een elastische korte rek. Het is toe te passen bij de behandeling van verstuikingen en verrekkingen.

verstuiking

3.7.11 Tape

Niet-elastische tape, met sterk hechtende kleeflaag, wordt gebruikt ter preventie van of bij (sport)letsels. Het intapen dient te gebeuren door de arts of door een fysiotherapeut.

sportletsel

3.8 De rol van de apotheek bij wondverzorging

Niet alle vragen met betrekking tot wondmateriaal komen via een recept in de apotheek. Veel mensen komen langs voor verbandmateriaal bij kleine wonden. Voor informatie over het verlenen van eerste hulp bij wondjes wordt verwezen naar de 'Zelfzorgstandaard Wondjes' op de KNMP Kennisbank met onder meer WHAM-vragen (Voor wie? Hoe lang bestaat de wond al? Welke actie is ondernomen? Gebruikt u medicatie?). In de zelfzorgstandaard staan allerlei adviezen en aanwijzingen om in bepaalde situaties naar de arts te verwijzen.

wondjes

Komt het verzoek voor verbandmateriaal via een recept in de apotheek, dan levert die, rekening houdend met de geldende bepalingen, de wondmaterialen op recept/aanvraagformulier van de voorschrijver (behandelend arts of wondverpleegkundige) aan de patiënt. De apotheek werkt nauw samen met de doktersassistente, huisarts en wijkverpleegkundige om zorg op maat te kunnen leveren.

recept

Voor vragen op het gebied van wondverzorging kan de apothekersassistent een beroep doen op de helpdesk of website van de groothandel of de firma die de producten levert, de wijkverpleegkundige van de thuiszorg, de wondverpleegkundige/consulent of de voorschrijver van de wondmaterialen.

De samenstelling van veel producten is uniek. Ze zijn door de arts of gespecialiseerde wondverpleegkundige gekozen omdat het product tegemoetkomt aan de specifieke kenmerken van de patiënt en de wond (denk onder andere aan TIME). Het uitgangspunt moet zijn: leveren wat op het recept wordt aangevraagd. Indien dit onverhoopt niet lukt, bijvoorbeeld omdat het product niet op voorraad is en niet tijdig geleverd kan worden, dan moet altijd contact worden opgenomen met de voorschrijver of wondverpleegkundige om een alternatief te bepalen. Ook de patiënt en/of verzorgers moet en hierover geïnformeerd worden, omdat het geleverde product anders is dan het oorspronkelijk voorgeschreven product. Uiteraard moet ernaar worden gestreefd om bij de eerstvolgende gelegenheid het oorspronkelijk

unieke samenstelling

substitutie

aangevraagde product te leveren. Het komt voor dat sommige apotheken aangevraagde wondmaterialen omzetten naar een merk of productenlijn die 'standaard' wordt gehanteerd. Voor specifieke wondbedekkers kan dit dus echt niet! Voor een niet-specifiek product, bijvoorbeeld een non-woven kompres, kan dit uiteraard wel.

Niet alle verbandmateriaal wordt vergoed. De zorgverzekeraars eisen daarvoor een speciaal verbandrecept, waarop de arts dient aan te geven wat de aard van de wond is en wat de verwachte behandelduur is. Voor een behandelduur van minder dan drie weken dient de patiënt het verbandmateriaal zelf te betalen.

3.9   Links

Wondmaterialen

Hartmann	Paul Hartmann bv	▶ www.paulhartmann.nl
Klinion, Biatain, Comfeel	Medeco	▶ www.medeco.nl
Duoderm, Aquacel	Convatec	▶ www.convatec.nl
Leukopor, Cutimed	BSN Medical	▶ www.bsnmedical.nl
Elko, Suprasorb	Lohmann & Rauscher bv	▶ www.lohmann-rauscher.nl
Tega-derm, -sorb	3 M Nederland bv	▶ www.3M.nl
Actisorb, Tielle	Systagenix	▶ www.systagenix.nl
Acticoat, Opsite, Novuxol	Smith & Nephew bv	▶ www.smith-nephew.nl
Noba	Van de Putte Medical	▶ www.vandeputte.com ▶ www.nobaverbandmiddelen.nl
Mepitel, Mepilex	Molnlycke Health Care bv	▶ www.molnlycke.com ▶ www.safetac.com
Askina, Heka, Curea	Van Heek Medical	▶ www.vanheek.com
WCS (Woundcare Consultant Society)		▶ www.wcs.nl
Drymax, Polymem	Laprolan	▶ www.laprolan.nl
Urgocell, Urgoclean	Urgo Medical	▶ www.urgomedical.nl
Prontosan, Askina	B. Braun Medical	▶ www.bbraun.nl
Revamil, Oxyzyme	Biologiq	▶ www.biologiq.nl
Honeysoft	Taureon	▶ www.taureon.com
Xtrasorb, Medihoney	Springmedical	▶ www.springmedical.nl
Flaminal	Flenpharma	▶ www.flenpharma.com
Sorbion	Bap-medical	▶ www.bap-medical.com
TED	Covidien	▶ www.kendallhealthcare.com

Parenterale toediening

4.1 Injectiespuit en injectienaald – 54
4.1.1 Injectienaald – 54

4.2 Injectiematerialen voor patiënten met diabetes mellitus – 55
4.2.1 Insulinepen – 55
4.2.2 Naalden – 56
4.2.3 Prikpen – 57
4.2.4 Insuflon – 58
4.2.5 Insulinepomp – 58

4.3 Overige toedieningssystemen voor injectie – 59

4.4 Bijzondere injectietherapieën – 60
4.4.1 Subcutane pijnbestrijding – 60
4.4.2 Methotrexaatinjecties – 61

4.5 Infuustherapie – 61
4.5.1 Infuusnaald – 61
4.5.2 Infuussystemen – 63

4.6 Zelfregulerende (pomp)systemen – 63
4.6.1 Elastomeerpomp – 66
4.6.2 De veerpomp – 66
4.6.3 Elektronische pomp – 67
4.6.4 Spuitenpomp – 68
4.6.5 Volumetrische pomp – 68

4.7 Bijzondere parenterale toedieningen – 68
4.7.1 Totale parenterale voeding (TPV) – 68
4.7.2 Pijnbestrijding – 68
4.7.3 Antibacteriële middelen – 69

4.8 Veilig prikken – 69

4.9 Links – 71

leerdoelen

Na dit hoofdstuk weet je:
- welke verschillende spuiten en naalden er zijn;
- welke hulpmiddelen toegang geven tot de bloedbaan;
- welke verschillende priksystemen er zijn die gebruikt worden door mensen met diabetes;
- welke verschillende toedieningsmogelijkheden van insuline er zijn voor mensen met diabetes;
- wat een poortsysteem is en welke naald je hierbij moet gebruiken;
- welke ontwikkelingen er zijn op het gebied van veilig prikken.

> **Casus**
>
> Petra, de praktijkondersteuner van de naastgelegen huisartsenpraktijk, vraagt of wij de nieuwe, veilige pennaalden voor de insulinepen misschien hebben liggen. Zij wil deze straks met een collega bespreken omdat een voorbeeld meer vertelt dan duizend woorden.

4.1 Injectiespuit en injectienaald

injectie

Een tweedelige injectiespuit bestaat uit een cilinder en een zuiger. Op de conus, dit is de punt van de cilinder, wordt de injectienaald bevestigd. De cilinder is bedrukt met een maatverdeling, veelal in milliliters (ml), en een merknaam. Andere benamingen voor de zuiger zijn plunjer of stamper. Een driedelige spuit verschilt op slechts één punt van de tweedelige: op de zuiger zit een zwart rubber afsluitdopje (stopper). Dit zorgt voor een goede afsluiting en maakt de schaalverdeling duidelijker afleesbaar. Doordat het dopje een siliconenlaagje heeft, beweegt de zuiger veelal gemakkelijker in de cilinder. Het volume van de spuiten varieert van 1 tot 2, 5, 10, 20 en 50 ml. Met de zuiger wordt de vloeistof of medicatie in de cilinderruimte opgezogen c.q. toegediend.

Er zijn drie typen conussen of aansluiting tussen spuit en naald (figuur 4.1):
- de luerconus, met een uitvoering waar de tip in het midden (centrisch) van de cilinder zit. Indien de tip aan de zijkant van cilinder zit, heet dit excentrisch;
- de luer-lockconus; dit is een luerconus met een schroefdraad, voor een veilige en zekere verbinding van spuit en naald;
- de kathetertipconus (de tip wordt naar het uiteinde toe geleidelijk dunner). Deze kathetertipconus past zowel op katheters als op (sommige) voedingssondes.

4.1.1 Injectienaald

scherp

Een injectienaald is een hol, dunwandig, gesiliconiseerd RVS-buisje met een scherp geslepen punt, met aan het andere uiteinde een opzetstukje (hub), gemaakt van kunststof of metaal, waarmee de naald op de luer- of luer-lockconus van de spuit

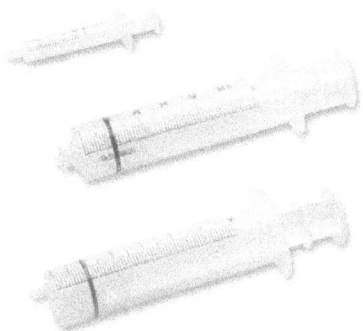

Figuur 4.1 Spuiten met verschillende conussen (bron: Medeco)

bevestigd wordt. De naalden zitten altijd per stuk verpakt in een beschermhuls. Het siliconenlaagje op de naald vermindert de weerstand bij het aanprikken van de huid en samen met de scherpe, (vaak drievlaks) geslepen punt geeft dit minder pijn en beschadiging van het weefsel bij de injectie. Conform een internationale standaard komt de kleur van het opzetstukje overeen met de diameter van de naald; bijvoorbeeld geel=0,9 mm (20 G). G staat voor Gauge en geeft dus de diameter aan, de naaldlengte wordt in millimeters (mm) vermeldt. Opmerkelijk: de Gauge is hoger naarmate de naald dunner is.

Gangbare injectieplaatsen op het lichaam zijn het been, de arm, de buik (op bepaalde afstand van de navel) en de bil. Toediening van de vloeistof/het medicijn vindt bijvoorbeeld plaats intracutaan (in de huid), subcutaan (SC: onderhuids, in het bindweefsel), intramusculair (IM: in het spierweefsel) of intraveneus (IV: in een ader). Rekening houdend met onder andere de dikte van de injectievloeistof, de injectieplaats en het soort injectie (bijvoorbeeld IM), alsmede de kenmerken van de patiënt, schrijft de arts de vereiste diameter en lengte van de naald, en het volume en type van de spuit voor. Een injectie mag alleen door een arts of verpleegkundige worden toegediend. De arts kan wel een doktersassistente aanwijzen om injecties toe te dienen. Ze doet dit dan echter uitsluitend onder toezicht van een arts.

Een injectienaald is een disposable product en moet dus na eenmalig gebruik worden weggegooid in een naaldencontainer. Deze harde kunststof beschermbox is geschikt om gebruikte naalden in op te bergen en heeft de mogelijkheid om de naald van de spuit te verwijderen zonder deze te hoeven vastpakken. Als de naaldencontainer vol is, wordt deze hermetisch afgesloten en ter vernietiging aangeboden in de apotheek.

4.2 Injectiematerialen voor patiënten met diabetes mellitus

4.2.1 Insulinepen

De meeste patiënten met diabetes mellitus gebruiken een insulinepen voor het toedienen van insuline. Deze insulinepen is een modernere variant op een injectiespuit, in de vorm van een pen, waarbij gebruikt wordt gemaakt van voorgevulde patronen met insuline (de penfill). De hoeveelheid insuline in deze penfill, veelal 3 ml, is be-

Figuur 4.2 Hulpmiddelen voor diabetespatiënten: a. prikpen met lancetten; b. insulinepen met penfill-insuline en pennaaldjes

gebruik

stemd voor verschillende injecties. Als de patroon leeg is, moet deze door de patiënt worden verwisseld. Een dergelijke, herbruikbare insulinepen is gemakkelijk mee te nemen en de insuline is bij kamertemperatuur lang houdbaar (zie voor de specifieke gebruikstermijn, houdbaarheids-/vervaldatum en bewaarcondities de betreffende fabrikant) (figuur 4.2).

De voorraad penfillpatronen met insuline dient altijd in de koelkast te worden bewaard. Bij reizen/vakantie moet men temperaturen onder het vriespunt (bijvoorbeeld in het bagageruim van het vliegtuig) evenals temperaturen boven 30 graden Celsius (bijvoorbeeld in de auto) vermijden. Veel insulinepreparaten moeten voor gebruik worden gemengd. De insuline mag nooit worden geschud, maar de insulinepen moet zachtjes worden gekanteld of de insulineflacon moet in de handpalmen worden gerold tot volledige homogeniteit is bereikt.

typen

Naast pennen waar insulinepatronen in moeten, zijn er ook voorgevulde wegwerppennen. Als de insuline op is, wordt de pen weggegooid en vervangen door een nieuwe wegwerppen. Deze voorgevulde pennen kunnen bijvoorbeeld worden gebruikt door patiënten met een visusstoornis (problemen met het zien) of een gestoorde handfunctie of als ze een voorgevulde wegwerppen prettiger vinden in gebruik. De voorschrijver (arts en/of diabetesverpleegkundige) bepaalt het soort en de dosering van de insuline, de frequentie en de techniek van toediening. De te gebruiken insulinepen en de lengte en diameter van de pennaald worden afgestemd op de individuele patiënt met diabetes. Volg dus altijd het recept en wijk hier niet van af. Insulinepennen zijn vaak gekoppeld aan een bepaald type insuline van een producent. Voorbeelden zijn Sanofi (Clickstar, navulbaar; Apidra- en Lantus-Solostar, voorgevuld), Eli Lilly (Humapen Luxura (HD) en Memoir, navulbaar; Lilly Kwikpen en Byett, voorgevuld) en Novo Nordisk (Novopen 3, 4, Echo en Junior, navulbaar; Flexpen, Victoza Pen en Innolet, voorgevuld). De insulinepennen verschillen in gebruik. Lees daarom altijd goed de gebruiksaanwijzing.

4.2.2 Naalden

speciale naald

Voor de subcutane injectie van insuline wordt op de insulinepen een pennaald bevestigd. De lengte en diameter worden door de voorschrijver aangegeven. Wijk hier nooit van af. Dit kan namelijk de instelling van de diabetes mellitus beïnvloeden en negatieve consequenties hebben voor de patiënt. Verkrijgbaar zijn pennaalden met 4, 5, 6, 8 of 12,7 mm lengte en 0,25 (31 G) of 0,33 mm (29 G) dikte. G staat hier voor

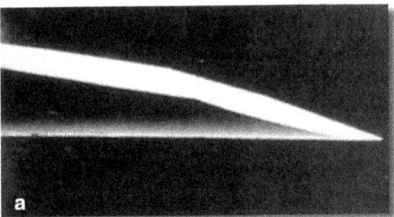 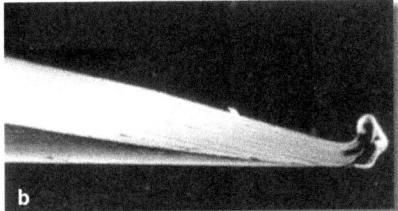

◻ **Figuur 4.3** Pennaalden kunnen niet worden hergebruikt: a. nieuwe pennaald; b. een pennaald na zes keer hergebruik (bron: B.D. Consumer healthcare)

Gauge en dat is een standaard om de naalddikte aan te geven. Lengte en dikte van de pennaald worden onder andere bepaald door de injectietechniek en de individuele huiddikte op de plek waar de insuline toegediend moet worden. Vaak geeft de insulinepenfabrikant op zijn site en in brochures aan welk merk pennaald gebruikt moet worden in verband met productaansprakelijkheid. De voorschrijver kan dit advies al dan niet opvolgen. Er zijn namelijk ook pennaalden op de Nederlandse markt die passend (compatibel) zijn met diverse pennen.

De pennaald mag maar eenmaal worden gebruikt. Het is verstandig om de pennaald tussen de injecties van de pen te verwijderen. Anders blijft er namelijk een opening voor insuline of lucht. In warme omstandigheden kan de insuline uitzetten en uit de patroon lekken. Door de gewijzigde concentratie van de achterblijvende insuline kan dit gevolgen hebben voor de instelling van de patiënt. In koude omstandigheden krimpt insuline en kan er via de pennaald een luchtbel in de patroon komen. Dit kan uiteindelijk ook een effect hebben op de instelling. De pennaalden moeten, om prikaccidenten te voorkomen, op een zorgvuldige manier ter vernietiging worden aangeboden. Dit gebeurt met een naaldencontainer. Deze is er in verschillende uitvoeringen en volumina. Het is gebruikelijk dat de apotheek een naaldencontainer gratis ter beschikking stelt aan de gebruiker (◻ figuur 4.3).

prikaccidenten

4.2.3 Prikpen

Patiënten met diabetes mellitus die zelf hun bloedglucosegehalte controleren (zie hoofdstuk 7 over zelfcontrole), maken gebruik van een prikpen. Dit is een herbruikbaar prikapparaat dat in combinatie met een disposable lancet (naald) wordt gebruikt om een klein beetje bloed te verkrijgen. Dit bloed komt op een teststrip die in combinatie met een bloedglucosemeter de actuele bloedglucosewaarde bepaalt.

bloedglucosegehalte

bloedglucosemeter
lancet

De procedure werkt als volgt: nadat de handen zijn gewassen en gedroogd, wordt de lancet in de lancethouder van de prikpen gedaan. Het dopje dat de scherpe punt van de lancet afdekt, wordt verwijderd. De beschermkap van de prikpen wordt weer aangebracht. De gewenste prikdiepte, afgestemd op de individuele huiddikte, wordt ingesteld. Vervolgens wordt de prikpen aangespannen. De punt van de prikpen wordt tegen de zijkant van de vingertop geplaatst. Dit is de minst gevoelige plek op de vinger. Door een druk op de knop van de prikpen wordt het mechanisme ontgrendeld en dringt de scherpe lancet in de huid. Het bloed wordt aangebracht op een teststrip en de lancet wordt (bijvoorbeeld met een druk op de knop) uit de prikpen verwijderd en opgeborgen in een naaldencontainer.

bloedglucose-waarde

De zijkant van de vingertop wordt gekozen voor de vingerprik omdat deze plek niet zo zenuwrijk is (waardoor de vingerprik niet onnodig pijnlijk is). De plek levert voldoende bloed voor de bepaling van de bloedglucosewaarde. Prikken in de vingertop is enerzijds pijnlijk door een grote concentratie gevoelszenuwen, anderzijds geeft veelvuldig prikken eeltvorming. Dit zou een extra handicap vormen indien de patiënt door de ziekte diabetes mellitus visusklachten ontwikkelt en aangewezen is op braille.

veilig

Steeds vaker zie je dat er meer lancetten in een lancethouder zitten en dat elke lancet na het prikken binnen het priksysteem blijft, zodat prikaccidenten worden voorkomen. Zo bevat bijvoorbeeld de lancethouder van de prikpen behorend bij Accu-Chek Mobile zes lancetten. Er zijn verschillende aanbieders van prikpennen. Vaak, maar niet altijd, werkt de prikpen uitsluitend in combinatie met de bijbehorende lancet. Voorbeelden van de dikte van de lancet zijn 0,20 (33 G) en 0,30 mm (30 G). Elke lancet moet eenmalig worden gebruikt en dan in een naaldencontainer worden weggegooid. De prikpen wordt door de gebruiker met diabetes uitsluitend voor zichzelf en niet voor andere personen gebruikt. Voorbeelden van prikpennen zijn: Bayer; Microlet2 en Glucolet2, Lifescan; One Touch Ultrasoft, Menarini; Glucoject Dual S, Roche Diagnostics; Accu-chek Fastclix, Softclix en Multiclix.

In huisartsenpraktijken waar verschillende mensen worden geprikt, worden meestal single-use-systemen gebruikt. Die moeten ook worden gebruikt als de bloedglucose wordt bepaald tijdens de Diabetesweek van de KNMP in de apotheek. Voorbeelden zijn Unistik 3, BD MicroTainer Contact activated lancet of Accu-Chek Safe-T-Pro plus.

4.2.4 Insuflon

canule

Een insuflon is een miniverblijfscanule met aanprikmembraam. De insuflon is als hulpmiddel ontworpen voor het toedienen van insuline via een normale spuit en naaldcombinatie, maar wordt ook gebruikt voor andere medicijnen die regelmatig subcutaan toegediend moeten worden (bijvoorbeeld morfine). Met het metalen naaldje (0,6 × 19 mm) van de insuflon wordt de canule (slangetje) subcutaan ingebracht. Na verwijdering van het metalen naaldje wordt de canule met aanprikpoort vastgezet met het bijgeleverde fixatiemateriaal. Nu kan dus de insuflon worden aangeprikt en de insuline subcutaan worden toegediend, zonder dat er herhaaldelijk, mogelijk pijnlijke, injecties nodig zijn. Dit is vooral een uitkomst bij kinderen met een naaldfobie of prikangst. De insuflon kan twee tot vijf dagen blijven zitten, afhankelijk van onder andere de conditie van de huid. Dit hulpmiddel is bij de farmaceutische groothandel te bestellen met de TTMN-lijst (TTMN = Thuiszorg Technologie Midden Nederland) voor kleinverpakkingen (figuur 4.4).

4.2.5 Insulinepomp

nauwkeurig

Voor een continue, gecontroleerde subcutane toediening van insuline kan een op het lichaam gedragen insulinepomp worden ingezet. Dit is een compact formaat pomp die bestaat uit een ampul met insuline, een op batterijen werkend motortje, een scherm en bedieningstoetsen. Het apparaat kan voor het uitlezen van data wor-

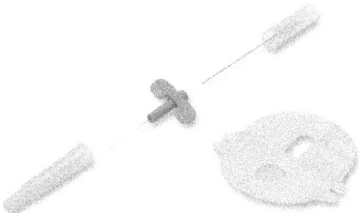

☐ **Figuur 4.4** Insuflon (bron: Medeco)

den aangesloten op de computer. De insuline wordt toegediend door middel van een toedieningsset bestaande uit een subcutane naald met een dunne, buigzame en flexibele teflon canule, een klevende drager voor fixatie op de huid en een slang voor aansluiting op de insulinepomp. De slanglengte varieert van 30 tot 110 cm. Sommige systemen kunnen bij de aansluiting worden afgekoppeld, bijvoorbeeld bij het zwemmen of douchen.

Insulinepomptherapie wordt ingezet als de insulineafgifte precies afgestemd moet worden op de insulinebehoefte en dat op een andere manier niet goed gerealiseerd kan worden. Dit kan zich uiten in bijvoorbeeld sterk schommelende bloedglucosewaarden met grote kans op hypo's of hypers. De doelgroep voor een pomp wordt gevormd door jonge kinderen, vrouwen met diabetes type 1 die zwanger willen worden en zwangere vrouwen, dementerende ouderen en verstandelijk gehandicapten. Deze gereguleerde afgifte maakt de kans op extreme schommelingen veel kleiner en maakt subcutaan injecteren overbodig. De patiënt krijgt via de insulinepomp uitsluitend kortwerkende insuline. De insulinepomp kan door de voorschrijver ingesteld worden op zogenaamde basisprofielen en heeft tevens bolusopties (grotere hoeveelheid in één keer).

indicatie

De pomp maakt gebruik van speciale ampullen die om de paar dagen gevuld moeten worden. De patiënt of mantelzorger kan in de regel de ampullen zelf vullen vanuit 10 ml-flacons insuline. Als de patiënt dat niet kan, dan kan de apotheek dat doen. Niet alle zorgverzekeraars vergoeden het vullen van de ampul door de apotheek.

Voorbeelden pomp en toedieningsset: Paradigm Veo en Quick-set, MIo en Silhouette infusieset (Medtronic), Accu-Chek Combo, een interactief systeem met insulinepomp en bloedglucosemeter, Accu-Chek Flexlink, Tenderlink, Rapid D-link infusieset (Roche Diagnostics).

4.3 Overige toedieningssystemen voor injectie

Een vleugelnaald of butterfly wordt meestal gebruikt voor subcutane toediening. De vleugels aan het naaldje worden als houvast gebruikt bij het subcutaan inbrengen. Bovendien geeft fixatie van de beide vleugels uiteraard ook fixatie van de naald. De vleugelnaald is voorzien van een verlengslang. Hierop kan zo nodig een ander toedieningssysteem worden aangesloten. Inmiddels is de butterfly ook verkrijgbaar met een actief veiligheidsmechanisme (☐ figuur 4.5).

vleugelnaald

Een Port-A-Cath is een poortsysteem met een (volledig implanteerbaar) reservoir, de injectiekamer. Aan die injectiekamer zit een katheter die in een grote ader precies boven het hart ligt. Per injectie kan dan door de huid en via de injectiekamer

poortsysteem

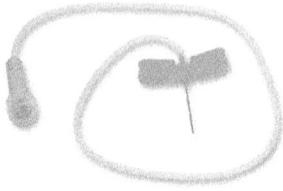

◻ **Figuur 4.5** Vleugelnaald (bron: Medeco)

met katheter bijvoorbeeld centraal veneus medicatie worden toegediend. De injectiekamer mag uitsluitend met een zogenaamde poortnaald worden aangeprikt (bijvoorbeeld een Grippernaald, zie TTMN-lijst). Een poortnaald is een speciaal geslepen naald voor het aanprikken van een poortsysteem. De lengte van de poortnaald is afhankelijk van de dikte van de subcutane huidlaag. De Port-A-Cath wordt meestal op een rib bevestigd. De injectiekamer heeft een zelfsluitend siliconen-membraan. Elke keer als er medicatie per injectie moet worden toegediend of bijvoorbeeld bloed moet worden afgenomen, kan dit via het poortsysteem. Het poortsysteem kan vele jaren blijven zitten en voorkomt zowel de verdere beschadiging van de bloedvaten als pijnlijke injecties. Heparine in een heparineslot voorkomt dat het poortsysteem verstopt raakt. Het systeem wordt bijvoorbeeld gebruikt voor het frequent en langdurig toedienen van stollingsfactoren of oncolytica.

4.4 Bijzondere injectietherapieën

4.4.1 Subcutane pijnbestrijding

Bij de subcutane injectie werd in dit hoofdstuk al uitvoerig de insulinetoediening besproken en terloops morfine genoemd. Als pijnbestrijding met behulp van orale (morfine retard-tabletten) of transdermale therapie (fentanylpleisters, Durogesic) niet meer voldoende is, kan overgestapt worden op parenterale toediening. Voor pijnbestrijding in de thuissituatie betreft het dan de subcutane toediening van morfine en/of een lokaal anestheticum. Het betreft vaak patiënten met een vorm van kanker die in de laatste fase van behandeling van de ziekte zijn beland, zijn uitbehandeld of zich in een (pre)terminale fase bevinden. In deze periode, met zicht op de eindigheid van het leven, is adequate pijnstilling onontbeerlijk voor de kwaliteit van leven. Voor subcutane toediening is het niet nodig de patiënt op te nemen in het ziekenhuis. De huisarts overlegt in dit geval met de apotheker over de gewenste startdosering. De patiënt heeft vaak al oraal of via pleisters een opioïd gebruikt. Opioïden geven gewenning, waardoor de subcutane dosering afgestemd moet worden op de laatste orale of transdermale dosering. Voor de omrekening van oraal en transdermaal toegediende opioïden naar subcutaan toegediende morfine gebruikt de apotheker omrekentabellen.

4.4.2 Methotrexaatinjecties

In de thuissituatie wordt soms in een lage dosering het oncolyticum methotrexaat subcutaan voorgeschreven voor de behandeling van ernstige vormen van reumatoide artritis of bij psoriasis. Subcutane toediening komt in aanmerking als de patiënt methotrexaat oraal slecht verdraagt of indien het onvoldoende gewenst resultaat geeft. Deze subcutane injecties moeten eenmaal per week worden toegediend. De patiënt kan dit in vele gevallen na een training zelf. Soms wordt de injectie gegeven door een (wijk)verpleegkundige van het MTH-team (Medisch Technisch Handelen) van de thuiszorgorganisatie. Methotrexaat is een risicostof; dat wil zeggen dat zowel bij de bereiding van als bij de behandeling met deze stof extra voorzorgsmaatregelen moeten worden genomen. De voorzorgsmaatregelen moeten de bereider of degene die het middel toedient beschermen tegen mogelijke schadelijke gevolgen van de stof. Het verstrekken van methotrexaatinjecties aan patiënten moet dus volgens een werkprotocol gebeuren. Hierin staan ook de hulpmiddelen beschreven die de openbare apotheek moet leveren bij calamiteiten, zoals het morsen van het medicijn. De firma Spruyt-Hillen heeft zo'n calamiteitenpakket voor MTX in het assortiment.

reumatoïde artritis

4.5 Infuustherapie

> Vanuit het hospice is een verzoek en recept gekomen voor het bereiden van een luer-lockspuit met morfine voor pijnbestrijding. Deze spuit zal met een spuitenpomp worden toegediend aan mevrouw Bode. De pleisters en eerder al de orale medicatie lenigen haar pijn niet meer voldoende.

Infuustherapie is de parenterale toediening van infuusvloeistof of medicatie vanuit een infuuszak, met behulp van een toedieningssysteem naar een intraveneuze infuuscanule, rechtstreeks in de ader van de patiënt.

Naast het toedienen van vocht en medicijnen rechtstreeks in de ader, is het ook mogelijk om geneesmiddelen rechtstreeks op een andere plek toe te dienen. Bijvoorbeeld via een Port-a-Cath (zie ▶ par. 4.3) rechtstreeks in een centrale ader of epiduraal (in de ruimte tussen het ruggenmerg en de ruggenwervel). Een infuus bestaat uit drie onderdelen: een infuuszak, een infuussysteem en een infuusnaald. Zo nodig wordt een infuuspomp toegevoegd, vooral als het nauwkeurig en gelijkmatig gedoseerd moet worden (figuur 4.6).

intraveneus

4.5.1 Infuusnaald

Een infuusnaald wordt ook wel infuuscanule genoemd. De bekendste variant is een venflonnaald. Dit is een kunststof hoesje (canule) over een infuusnaald. Na het aanprikken van een bloedvat op de bovenzijde van de hand of in de onderarm wordt de infuusnaald teruggetrokken en blijft het kunststof slangetje achter in de ader. Op de luer-lockconnector kan dan het infuussysteem worden aangesloten. Op de venflon-

venflonnaald

Recept openbare apotheek : Perifere intraveneuze infuustoediening

Dit formulier faxen naar apotheker:_____

ponsplaatje

Naam (Cliënt)   :_____

Adres   :_____

Woonplaats   :_____

Geboorte datum   :_____ M/V

Verzekering + nummer :_____

<u>Uitgaande van max. .... dagen</u>

Aantal (stuks)	Naam/omschrijving	Artikelnummer	Artikelnummer TEFA
	Infuusnaalden zonder bijspuit 1,0 x 32 mm	TTMN 00400	88634
	Driewegkraan met 2x female en 1x male aansluiting. Met slang 10 cm	TTMN 01700	88956
	Kocher(disposable), firma Allegiance firma Medeco	16522 9993202	99808
	Rauscher Veni-gard SP(Omega-model, Lohmann), bescherm-/fixatiefolie voor insteekopening van i.v. catheters/infuusnaalden; 7,5 x 6,5 cm	20252	87204
	Non-woven fixatiepleister (breed) 2,5 x 10 m, Mefix	310250	88600
	Desinfectans: Chloorhexidine 0,5%, in alcohol 70%		20002
	Steriele non-woven-kompressen 5 x 5 cm, Klinion	175001	99916
	Opzuignaalden 0.9 mm x 50 mm	TTMN 02000	88632
	Injectiespuiten, luer-lock 20 ml	TTMN 02200	20148
	NaCl 0,9%, steriel 10 ml miniplasco		88580
	Medispo naaldcontainer, 700 ml	511795 TTMN 06000	88626

Machtiging   : aanwezig / aangevraagd (doorstepen, indien n.v.t)

Gewenste leveringsdatum :___-___-____   Bezorgen: ja / nee   Adres :_____

Voorschrijvend arts   :_____   Bereikbaar via tel.   :_____

Datum   :___-___-____   Paraaf arts/MTH-verpleegkund. :_____

■ **Figuur 4.6** Voorbeeldrecept van infuusbenodigdheden voor intraveneuze infusie in de thuissituatie. Het (pomp)infuussysteem wordt hier geleverd door een facilitair bedrijf

flebitis

naald zit altijd een bijspuitpunt. Hierdoor kan per spuit (naaldloos) medicatie intraveneus worden toegediend. De kleur van het afsluitdopje correspondeert met de diameter van de canule. De infuusnaald heeft twee flexibele vleugels voor een goede fixatie op de huid. Er zijn uiteraard ook infuusnaalden zonder bijspuitpunt verkrijgbaar.

De diameter van de canule wordt door de voorschrijver bepaald en is afhankelijk van het doel van het infuus, de vloeistof of medicatie die wordt toegediend en de gesteldheid van de bloedvaten van de patiënt. Deze factoren bepalen ook de gebruiksduur. Langdurig gebruik van infuusnaalden kan vaatontsteking (flebitis) geven (■ figuur 4.7).

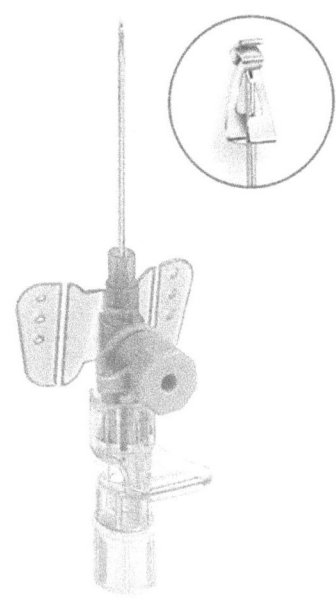

Figuur 4.7 Vasofix (veilige) iv-canule (bron: B. Braun Nederland)

4.5.2 Infuussystemen

Tussen infuuszak en infuuscanule zit een toedieningssysteem. Een enkelvoudig (eenweg)systeem bestaat van boven tot onder uit de volgende onderdelen:

- spike (kunststof naald): voor het aanprikken van de infuuszak;
- klem: om desgewenst/zo nodig het systeem af te sluiten;
- druppelkamer: voor visuele controle van de druppelsnelheid; hierin bevindt zich ook het filter;
- rolregelklem: voor het regelen van de druppelsnelheid;
- bijspuitpunt; vaak naaldloze toegang om bijvoorbeeld medicatie toe te dienen.

toedieningssysteem

De infuuszak wordt aan een infuuspaal opgehangen. Door de zwaartekracht, waarbij de inloopsnelheid wordt gereguleerd door de druppelregelaar, komt de vloeistof in de bloedbaan.

Veel systemen en toebehoren zijn voor het gebruik in de thuissituatie in kleinverpakkingen verkrijgbaar. Onder andere in zogenaamde TTMN-verpakking (TTMN = Thuiszorg Technologie Midden Nederland). Elke goed gesorteerde farmaceutische groothandel kan onder andere deze TTMN-materialen leveren (figuur 4.8).

4.6 Zelfregulerende (pomp)systemen

Zelfregulerende pompsystemen worden vooral gebruikt in de thuissituatie.

Thuiszorg Infusietechnologie

KLEINVERPAKKINGEN

TTMN staat voor Thuiszorg Technologie Midden Nederland. Steeds vaker worden patiënten thuis behandeld en krijgen daarbij een infuus toegediend. Dan wordt er een beroep gedaan op de apotheek om de benodigde infusiehulpmiddelen te leveren. Aangezien er voor een patiënt vaak maar enkele stuks nodig zijn, levert Medeco deze producten ook in kleinverpakkingen. De TTMN kleinverpakkingen zijn verkrijgbaar bij uw groothandel. Onderstaand vindt u een overzicht van ons assortiment.

INFUUSLIJNEN

Bestelnr.	Verpakking	Omschrijving	ZI-nummer	ZI-memocode	Health Base Memocode
TTMN00100	3	Infusiesysteem standaard, eenweg, regelbaar, belucht	14140918	INFUX	TTMN 100
TTMN00250	4	Infusiesysteem standaard, eenweg, regelbaar, onbelucht	14140926	INFUX	INFUU 250
TTMN00200	2	Transfusiesysteem, tweeweg, regelbaar, belucht	14140934	TRANX	TTMN 200
TTMN02600	5	Infusiesysteem Isoflux, eenweg, regelbaar, belucht	14141175	INFUX	TTMN 600
TTMN02650	3	Infusiesysteem Isoflux, drieweg, regelbaar, belucht	14141183	INFUX	TTMN 650

INFUUSNAALDEN MET/ZONDER SLANG

Bestelnr.	Verpakking	Omschrijving	ZI-nummer	ZI-memocode	Health Base Memocode
TTMN00300	4	Infuusnaald 0,9 mm x 25 mm met teflon tube, blauw	14141078	INFUN8	TTMN 300
TTMN00400	4	Infuusnaald 1,0 mm x 32 mm met teflon tube, rose	14141108	INFUN1	TTMN 400
TTMN00500	4	Infuusnaald 1,3 mm x 45 mm met teflon tube, groen	14141124	INFUN1	TTMN 500
TTMN00350	5	Infuusnaald 0,9 mm x 25 mm met bijspuitpunt, blauw	14615223	INFUN2	INFUU 350
TTMN00450	5	Infuusnaald 1,0 mm x 32 mm met bijspuitpunt, rose	14575507	INFUN8	INFUU 450
TTMN00510	5	Infuusnaald 1,3 mm x 45 mm met bijspuitpunt, groen	14575485	INFUN1	INFUU 510
TTMN02080	5	Vleugelnaald (butterfly) 0,5 mm x 20 mm met slang 30 cm pvc	14141191	VLEUN3	VLEUG 080
TTMN02060	5	Vleugelnaald (butterfly) 0,6 mm x 20 mm met slang 30 cm pvc	14141205	VLEUN4	VLEUG 060
TTMN02055	5	Vleugelnaald (butterfly) 0,6 mm x 19 mm met slang 30 cm pvc	14141213	VLEUN6	VLEUG 055
TTMN03400	5	Vleugelnaald (butterfly) 0,4 mm x 16 mm met slang 60 cm pvc	14141221	VLEUN4	VLEUG 400
TTMN03450	10	Vleugelnaald, Graseby, 0,5 mm x 19 mm met slang 100 cm pvc	14141736	VLEUN5	VLEUG 450
INSU1000	10	Insuflon injectiepoort, naald 0,6 x 19 mm met teflon tube; aanprikrubber	13955241	INSUC6	INSUF 000

INJECTIENAALDEN/-SPUITEN

Bestelnr.	Verpakking	Omschrijving	ZI-nummer	ZI-memocode	Health Base Memocode
TTMN00800	3	Grippernaald 19 G x 19 mm, met slang 20 cm	14141353	TTMNM1	GRIPP 800
TTMN00900	3	Grippernaald 19 G x 25 mm, met slang 20 cm	14141361	TTMNN1	GRIPP 900
TTMN01000	3	Grippernaald 22 G x 19 mm, met slang 20 cm	14141388	TTMNN2	GRIPP 000
TTMN01900	10	Injectienaald standaard 0,8 mm x 38 mm IM, groen	14141329	TTMNN8	TTMN N38
TTMN02000	10	Opzuignaald standaard 0,9 mm x 50 mm, geel	14141337	TTMNN9	TTMN N50
TTMN02550	5	Opzuignaald met filter 5 mu, 1,1 mm x 25 mm	14141396	TTMNN1	OPZUI 550
TTMN02100	10	Injectiespuit Luer-lock 10 ml	14141418	TTMNS1	TTMN 510
TTMN02200	10	Injectiespuit Luer-lock 20 ml	14141426	TTMNS2	TTMN 520
TTMN00260	4	Beluchtingsnaald met ventiel	14238861	BELUX	BELUC 260
TTMN00270	5	Transfernaald 1,5 mm x 46,5 mm	14238888	TRANX	TRANS 270

VERLENGSLANGEN

Bestelnr.	Verpakking	Omschrijving	ZI-nummer	ZI-memocode	Health Base Memocode
TTMN01300	3	Verlengslang 152 cm, male/male aansluiting en afsluitklem, pvc	14141493	VERLX1	TTMN 300
TTMN01400	2	Verlengslang 50 cm, female/male aansluiting en afsluitklem, pvc	14141434	VERLX5	TTMN 400
TTMN01500	2	Verlengslang 100 cm, female/male aansluiting en afsluitklem, pvc	14141477	VERLX1	TTMN 500
TTMN01575D	10	Verlengslang 114 cm, Deltec extension set, female/male aansluiting en afsluitklem, pe	14328054	VERLX1	VERLE 75D
TTMN01585	10	Verlengslang 150 cm, Graseby, female/male aansluiting en afsluitklem, pvc	14238896	VERLX1	VERLE 585

○ **Figuur 4.8** De TTMN-lijst van Medeco

Thuiszorg Infusietechnologie

KLEINVERPAKKINGEN

INFUSIE TOEBEHOREN

Bestelnr.	Verpakking	Omschrijving	ZI-nummer	ZI-memocode	Health Base Memocode
TTMN02300	10	Afsluitdopje, male met aanprikrubber, geel	14141558	AFSLX	TTMN 300
TTMN02350	10	Afsluitdopje, male/female, rood	14141566	AFSLX	AFSLU 350
TTMN03500	5	Bionecteur, female/male met afdichtrubber	14141574	BIONX	TTMN 500
TTMN02370	5	Verbindingsstukje, female/female	14141582	VERBX	VERBI 370
TTMN01600	3	Driewegkraan met 2x female en 1x male aansluiting	14141604	DRIEX	TTMN 600
TTMN01700	3	Driewegkraan met 2x female en 1x male aansluiting, met slang 10 cm	14141612	DRIEX	TTMN 700
TTMN02500	3	Bacteriefilter, 0,2 mu, female/male, plat model, rond	14141809	BACTX2	BACTE 500
4174402	10	Kliniderm Film, transparante folie 6 x 7 cm	14632071	KLINF6	KLINI 7
4174403	10	Kliniderm Film, transparante folie 10 x 12 cm	14632098	KLINF1	KLIN 12
TTMN03600	5	Niko-Gard, IV fixatiepleister	14702975	NIKOP	NIKO 9500

DIVERSEN

Bestelnr.	Verpakking	Omschrijving	ZI-nummer	ZI-memocode	Health Base Memocode
TTMN06000	1	Naaldenbeker 700 ml met deksel	14141841	NAALX	NAALD 000
TTMN05000	2	Voedingssonde CH06, lengte 40 cm	14141647	VOEDX6	VOED 5000
TTMN02375	3	Verbindingsstukje female/conisch (voor voedingssonde)	14141590	VERBX	VERBI 375
TTMN09000	3	Rectaal catheter CH25	14141655	TTMNC2	CATHE T25
4102416	100	Latex onderzoekhandschoen, Medium	14238926	ONDEXM	HANDS M
4102417	100	Latex onderzoekhandschoen, Large	14238918	ONDEXL	HANDS L
4102426	100	Vinyl onderzoekhandschoen, Medium	14343436	ONDEXM	HANDS 426
4102427	100	Vinyl onderzoekhandschoen, Large	14343428	ONDEXL	HANDS 427
4102456	100	Nitrile onderzoekhandschoenen, Medium	14343568	ONDEXM	HANDS 456
4102457	100	Nitrile onderzoekhandschoenen, Large	14343541	ONDEXL	HANDS 457
849664	2	Niko Drain-Fix, fixatiepleister drain, Small	14077396	NIKOP	NIKO 680
849667	2	Niko Drain-Fix, fixatiepleister drain, Large	14618818	NIKOPL	NIKO 667
TTMN03700	5	Naso-Fix, fixatiepleister neussonde met vleugel, kind	14702991	NIKOP	NIKO NAS
TTMN03800	5	Naso-Fix, fixatiepleister neussonde met vleugel, Large	14702983	NIKOPL	NIKO NAS

INFUUSPOMPEN EN TOEBEHOREN

Bestelnr.	Verpakking	Omschrijving	ZI-nummer	ZI-memocode	Health Base Memocode
TTMN09500	2	Cassette voor Graseby 9000 pomp, 50 ml	14141663	MEDIX5	MEDIC CAS
TTMN09600	2	Cassette voor Graseby 9000 pomp, 100 ml	14141671	MEDIX1	MEDIC CAS
TTMN09700	2	Cassette voor Graseby 9000 pomp, 175 ml	14141698	MEDIX1	MEDIC CAS
TTMN09800	2	Cassette voor Graseby 9000 pomp, 250 ml	14141701	MEDIX2	MEDIC CAS
TTMN09300	2	Cassette voor Deltec pomp, 50 ml	14338734	MEDIX5	MEDIC CAS
TTMN09400	2	Cassette voor Deltec pomp, 100 ml	14338742	MEDIX1	MEDIC CAS
5000754	1	Paragon infuuspomp 100 ml	14141914	PARAX1	PARAG 754
5000802	5	Toedieningsset Paragon met lijnfilter en ontluchting, 0,5 ml/uur	14141965	PARAX5	PARAG 802
5000804	5	Toedieningsset Paragon met lijnfilter en ontluchting, 2 ml/uur	14141930	PARAX2	PARAG 804
5000805	5	Toedieningsset Paragon met lijnfilter en ontluchting, 4 ml/uur	14141949	PARAX4	PARAG 805
5000897	5	Toedieningsset Paragon met lijnfilter en ontluchting, 50 ml/uur	14141957	PARAX5	PARAG 897
5000898	5	Toedieningsset Paragon met lijnfilter en ontluchting, 100 ml/uur	14141973	PARAX1	PARAG 898
5000899	5	Toedieningsset Paragon met lijnfilter en ontluchting, 200 ml/uur	14141981	PARAX2	PARAG 899
1400749	1	Draagtasje voor Paragon infuuspomp	14142007	DRAAX	DRAAG 749

Meer weten? Neem dan contact op met onze afdeling Customer Service, (0186) 63 44 20.

Medeco B.V., Postbus 1555, 3260 BB Oud-Beijerland
Telefoon (0186) 63 44 00, Fax (0186) 61 68 93
info@medeco.nl, www.medeco.nl

◘ **Figuur 4.8**   vervolg

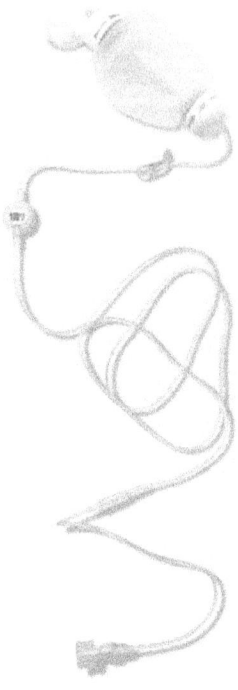

◻ **Figuur 4.9** Easypump II (bron: B. Braun Nederland)

4.6.1 Elastomeerpomp

Het principe van een elastomeerpomp is dat elastisch materiaal na uitrekking wil 'terugveren'. De elastomeerpomp bevat een soort ballon die gevuld is met medicatie. Een toedieningslijn voert de medicatie naar het lichaam. Aan het uiteinde van die lijn bevindt zich een kunststof gedeelte met daarin een mechanisme, de zogenaamde flowrestrictor. Die regelt hoe snel de medicatie doorstroomt. Zo wordt de medicatie in een vooraf bepaalde periode met de juiste snelheid toegediend. De toedieningslijn wordt aangesloten op een infuuscanule, waardoor het geneesmiddel in het lichaam terechtkomt.

Easypump II

Een voorbeeld van een elastomeerpomp is de Easypump II. Het voordeel is dat het systeem makkelijk te vullen is en dat er geen batterij of stroom aan te pas komt. De pomp maakt ook geen geluid. Daardoor is het heel geschikt voor patiënten die mobiel zijn. Ze hoeven niet thuis te blijven om hun medicatie toegediend te krijgen (◻ figuur 4.9).

4.6.2 De veerpomp

Paragon

De Paragon is een voorbeeld van een herbruikbare, mechanische pomp voor gebruik door ambulante patiënten. Deze pomp met een veersysteem bestaat uit twee delen: een bakje en een deksel. In het bakje wordt een bijbehorend disposable Paragon-toedieningssysteem met infuusvloeistof geplaatst. De inhoud van dit systeem is maximaal 100 ml. Door een veermechanisme wordt de infuusvloeistof met een constante

4.6 · Zelfregulerende (pomp)systemen

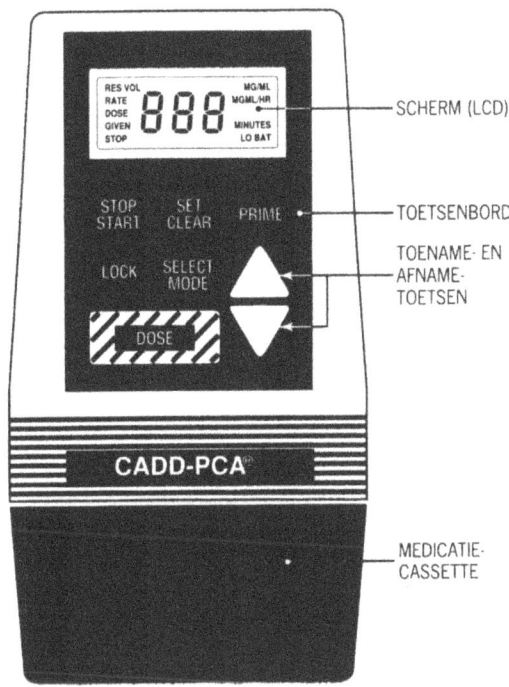

Figuur 4.10 Een CADD-pomp voor de toediening van geneesmiddelen via een medicatiecassette; de patiënt kan via een (ingestelde) bolusmogelijkheid extra medicatie toedienen (PCA = patient controlled analgesia)

druk toegediend aan de patiënt. De diameter van het uiteinde van de slang bepaalt de afgiftesnelheid. Voor deze veerpomp is ook een draagtas beschikbaar.

4.6.3 Elektronische pomp

Een elektronische pomp wordt ingezet als grote nauwkeurigheid vereist is. Een voorbeeld is de CADD-pomp. Deze werkt in combinatie met een medicatiecassette, die wordt aangesloten op de pomp. CADD staat voor Computerized Ambulatory Drug Delivery. Het systeem is uitermate geschikt voor toepassing voor patiënten die zowel bedlegerig zijn als mobiel. De pomp kan gebruikt worden voor continue toediening en voor intermitterende toediening. Het reservoir van de cassette bedraagt 50 of 100 ml en wordt door de apotheek gevuld met medicatie. Dit soort pompen wordt geregeld ingezet bij de subcutane pijnbestrijding. De patiënt kan zichzelf zo nodig een extra bolus toedienen met pijnmedicatie (frequentie en dosering worden door de arts bepaald en in het apparaat vastgelegd.) De verpleegkundige van de thuiszorgorganisatie kan op de pomp de gewenste dosering instellen. De gespecialiseerde verpleegkundige is meestal lid van een Medisch Technisch Handelen-team: het MTH-team. Zij komt iedere dag bij de patiënt langs om onder andere de werking van de pomp te controleren en zo nodig een nieuwe medicatiecassette aan te sluiten. De pomp en pompgerelateerde artikelen worden geleverd door een facilitair bedrijf dat gecontracteerd is door de betreffende zorgverzekeraar. Dat bedrijf verzorgt ook de technische achterwacht bij problemen (figuur 4.10).

CADD-pomp

facilitair bedrijf

4.6.4 Spuitenpomp

Graseby MS26

In de thuissituatie wordt ook veel de spuitenpomp gebruikt, bijvoorbeeld de Graseby MS26. Dit is een compacte pomp waarin een met medicatie gevulde luer-lockspuit wordt aangebracht. Deze pomp wordt vooral ingezet voor de continue subcutane toediening van morfine als pijnbestrijding in de palliatieve zorg. Door de pompwerking wordt de spuit langzaam leeg geduwd. De spuit wordt meestal in de apotheek gevuld, maar dit kan zo nodig ook bij de patiënt thuis door de arts of verpleegkundige worden gedaan. Het is een compact systeem dat op batterijen werkt. Ook deze pomp is makkelijk mee te nemen in combinatie met een schoudertas. De technische achterwacht wordt ook hier weer verzorgd door het facilitaire bedrijf dat de pomp heeft geleverd.

4.6.5 Volumetrische pomp

Een ander type elektronische pomp is de volumetrische pomp. Dit type geavanceerde pomp is groter en niet geschikt voor gebruik in de thuissituatie. Hij wordt vooral in zieken- en verpleeghuizen ingezet.

4.7 Bijzondere parenterale toedieningen

4.7.1 Totale parenterale voeding (TPV)

Soms is het voor een patiënt onmogelijk om voeding via het maag-darmkanaal (enteraal) tot zich te nemen. Bijvoorbeeld door een ernstige aandoening aan de darmen of na een grote operatie. Om te voorkomen dat de patiënt ernstig ondervoed raakt, krijgt deze al dan niet tijdelijk voeding via een infuus. Deze zogeheten totale parenterale voeding (TPV) of Total Parenteral Nutrition (TPN) wordt meestal bereid in de ziekenhuisapotheek en aan de patiënt in de thuissituatie verstrekt via de openbare apotheek. Deze voeding zit in een TPV-zak en bestaat uit oplossingen van aminozuren, koolhydraten, vetten gecombineerd met mineralen, elektrolyten en vitaminen. Deze voeding is zeer geconcentreerd en bevat veel calorieën (hoogcalorisch). Deze voeding kan niet in een perifere (kleine) ader worden ingebracht. Dat zou dan te veel (vaat)problemen veroorzaken. De voeding wordt uitsluitend toegediend via een katheter in een grote vene, dichtbij het hart, met een hoge stroomsnelheid (centraal-veneuze toediening). TPV kan overigens ook prima via een Port-A-Cath met een centraal-veneuze katheter worden toegediend (figuur 4.11).

4.7.2 Pijnbestrijding

epiduraal of spinaal

Bij epidurale of spinale pijnbestrijding wordt een opioïd, soms in combinatie met een lokaal anestheticum, via een infuus en Port-A-Cath ingebracht in de epidurale of spinale ruimte in de wervelkolom. Deze vorm van continue pijnbestrijding wordt gegeven bij zeer hevige pijnen ten gevolge van kanker.

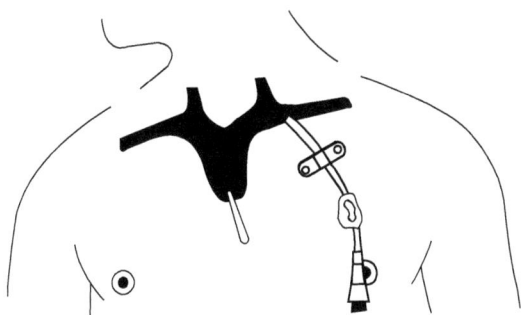

Figuur 4.11   Een centraal-veneuze katheter

4.7.3   Antibacteriële middelen

Bij parenterale toediening van antibacteriële middelen in de thuissituatie gaat het meestal om de behandeling van patiënten met cystic fibrose (CF). Deze patiënten hebben geregeld infecties en hebben dan een infuus met antibacteriële middelen nodig. Bij een infuus kunnen middelen gebruikt worden met een breder spectrum dan oraal toegediende middelen. Bovendien kunnen met parenterale toediening hogere en constantere bloedspiegels worden bereikt.

4.8   Veilig prikken

Tegenwoordig wordt onderscheid gemaakt tussen conventionele en veilige spuiten en/of naalden. Bij de conventionele spuit-naaldcombinatie of naalden bestaat de mogelijkheid dat gebruikers, hulpverleners of derden zich prikken aan de gebruikte naald. Deze prikaccidenten komen in de gezondheidszorg nogal eens voor en brengen grote risico's voor de hulpverleners of derden met zich mee. Door bloedcontact kan namelijk overdracht plaatsvinden van bijvoorbeeld hiv, HCV, HBV, hepatitis D, E, F en G. Hierdoor kan een hulpverlener of derde ernstig ziek worden, met alle fysieke, psychische en sociale problemen van dien. Er is hierdoor altijd wel aandacht geweest voor maatregelen om dit risico te beperken. Zo is er bijvoorbeeld het advies om niet te re-cappen (de beschermhuls na injectie op de gebruikte naald opnieuw aanbrengen), maar om deze zonder beschermhuls in de daarvoor bestemde naaldencontainer te doen. Om de naaldencontainer veilig af te sluiten, is het belangrijk dat het deksel bij aflevering in de apotheek stevig op de container wordt gezet. Bij elke levering van injectiemateriaal dienen dan ook naaldencontainers te worden meegeleverd. Denk daarbij aan heparinespuitjes, methotrexaatspuiten en los injectiemateriaal.

Ook de industrie leverde een bijdrage door bijvoorbeeld de introductie van single-use-systemen en een beperkt aantal producten met een veiligheidsconstructie die het onmogelijk maakt om je te prikken aan de gebruikte naald. Helaas bleken deze adviezen en producten maar een klein effect te hebben op het aantal gemelde prikaccidenten in Nederland.

Naar verwachting zal dit nu snel gaan veranderen, omdat in 2012 in het arbobesluit is vastgelegd dat, indien beschikbaar, veilige systemen gebruikt moeten worden

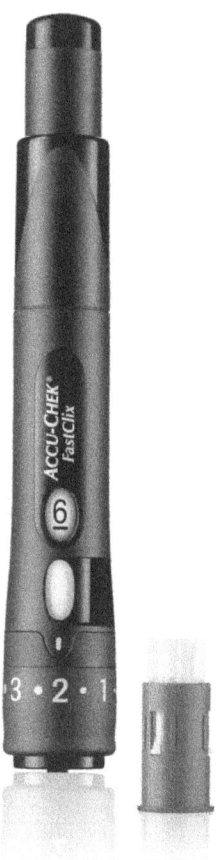

Figuur 4.12 Fastclix met lancethouder (bron: Roche Diagnostics Nederland bv)

door de werknemer. Tevens is er vanuit de EU een richtlijn waarbij de nationale regeringen worden verplicht om dit vóór mei 2013 in hun nationale wetgeving vast te leggen. Inmiddels zijn er vanuit de fabrikanten voldoende veilige productalternatieven voor zowel (insuline-)injectie, bloedafname als infusietherapie. Voorbeelden van veilige naaldsystemen zijn BD Eclipse veilige injectienaald, BD AutoShield (Duo) pennaald, Unistik 3, Accu-chek Safe-T-Pro-Plus, BD Integra-spuit met injectienaald, BD SafetyGlide injectienaald en Accu-chek Fastclix (figuur 4.12, 4.13, 4.14).

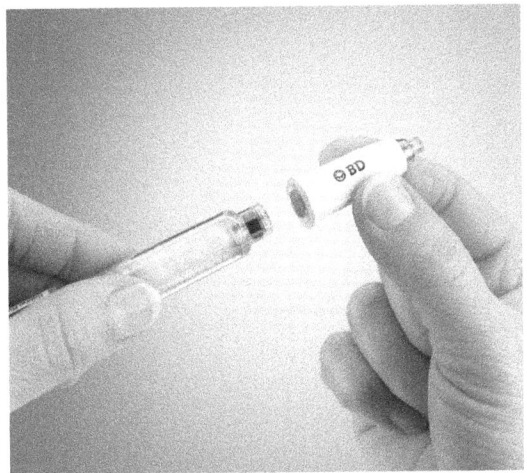

 Figuur 4.13   BD Duo veilige pennaald (bron: Becton Dickinson bv)

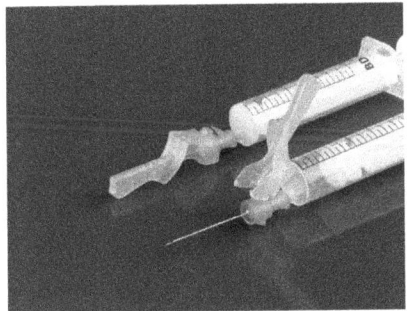

 Figuur 4.14   BD Eclipse veiligheidsnaald (bron: Becton Dickinson bv)

4.9 Links

Algemeen

Naaldloos insulinetoedieningssysteem, InsuJet	▸ www.insujet.nl
Calamiteitenset MTX	▸ www.spruyt-hillen.nl
Algemene Diabetesvereniging Nederland	▸ www.dvn.nl ▸ www.sugar.nl (jongeren)
Stichting September	▸ www.boekenoverziekten.nl
Nederlandse Diabetes Federatie	▸ www.diabetesfederatie.nl ▸ www.medischplein.nl
Eerste Associatie van Diabetesverpleegkundigen	▸ www.eadv.nl

(Pen)naalden

BD Microfine	Becton Dickinson	▶ www.bddiabetes.nl ▶ www.bd.com/nl/diabetes
NovoFine	Novo Nordisk	▶ www.novonordisk.nl ▶ www.changingdiabetes.nl
Jecton, Nipro	Medeco	▶ www.medeco.nl
BD Plastipak	BD	▶ www.bd.com.nl
Terumo	Terumo medical	▶ www.terumomedical.com
Mylife Clickfine	Ypsomed	▶ www.ypsomed.nl

Naaldencontainers

Econorm Naaldenbeker	Medeco	▶ www.medeco.nl
BD-Sharps containersysteem	BD	▶ www.bd.com/sharps

Insulinepennen

Sanofi-Aventis Nederland	▶ www.sanofi.nl
Lilly Nederland	▶ www.lilly.nl ▶ www.lillypro.nl/diabetes
Novo Nordisk	▶ www.novonordisk.nl

Prikapparaten/lancetten

BD Optimus	Becton Dickinson	▶ www.bddiabetes.nl
Glucolet2, Microlet2	Bayer	▶ www.bayerdiabetes.nl
Glucoject Dual s	Menarini Diagnostics	▶ www.menarinidiagnostics.nl
One Touch Ultrasoft	Lifescan	▶ www.lifescan.nl
Autolancet	Abbott diabetes care	▶ www.abbottdiabetescare.com
Accu-Chek Fastclix, Softclix MultiClix	Roche Diagnostics	▶ www.accu-chek.nl
Mylife Pura lancetsysteem	Ypsomed	▶ www.ypsomed.nl

Insulinepompen

		▶ www.diabetesweb.nl
		▶ www.pompnet.nl
Accu-chek Combo	Roche Diagnostics	▶ www.accu-chek.nl
Paradigm Veo	Medtronic	▶ www.medtronic.nl

Infusietherapie

Perfusor, Infusomat, Vasofix, Venofix	B. Braun Medical	▶ www.bbraun.nl
Medfusion, CADD	Graseby Smith Medical	▶ www.smith-medical.com/nl
Isoflux, Paragon, Insuflon, Clave	Medeco	▶ www.medeco.nl
Alaris Carefusion	Carefusion	▶ www.carefusion.com
Bionecteur, Vygon	Vygon	▶ www.vygon.nl
Venflon BD	Beckton Dickinson bv	▶ www.bd.com/nl ▶ www.bdeurope.com

Verneveling

5.1   Inleiding – 76

5.2   Indicatie voor verneveltherapie – 77

5.3   Procedure – 78

5.4   Apparatuur – 78

5.5   Hulpmiddelen – 78
5.5.1 **Medicatiekamer – 79**

5.6   Medicatie – 79

5.7   Schoonmaak – 80

5.8   Links – 81

leerdoelen

Na dit hoofdstuk weet je:
- wanneer gekozen wordt voor verneveltherapie;
- de voor- en nadelen van deze therapie te benoemen;
- welke rol de apotheek bij deze therapie speelt.

> **Casus**
>
> Jij ontvangt in de apotheek een recept voor Dornase-alfa en salbutamol. Beide voor vernevelingstherapie.
> 1. Wat zijn van beide de specialiténamen?
> 2. Zoek informatie over verenigbaarheid van geneesmiddelen in vernevelvloeistoffen. Kunnen beide bovengenoemde geneesmiddelen tegelijk verneveld worden? Wat betekent dit voor de patiënt?
> 3. Hoe komt de patiënt aan de vernevelapparatuur?
> 4. Ga naar een van de sites van leveranciers van vernevelapparatuur die vermeld staan onder adressen en links. Maak een lijstje van drie aandachtspunten die volgens jou bij het vernevelen het belangrijkste zijn.
> 5. Maak een overzicht van de geneesmiddelen en hun indicaties die voor vernevelen in aanmerking komen; neem in dit overzicht in ieder geval de volgende de geneesmiddelen op: hypertoon zout, Tobi en Colistine.
> 6. Welke artikelen bieden de leveranciers aan voor de bescherming van de omgeving bij het toedienen van antibiotica?

5.1 Inleiding

inhalatie

Bij de behandeling van COPD (*Chronic Obstructive Pulmonary Disease*) wordt de voorkeur gegeven aan het gebruik van geneesmiddelen via inhalatie. Het geneesmiddel komt dan snel op de plaats waar het moet werken en er treden minder systemische bijwerkingen op. De toediening gebeurt via een dosisaërosol of een poederinhalator (zie het basiswerk *Inleiding in de farmacotherapie*). In die gevallen waarbij inhalatie niet uitvoerbaar of onvoldoende effectief is of als er sprake is van medicatie die uitsluitend in vloeibare vorm bestaat (bijvoorbeeld middelen voor patiënten met cystic fibrose), kan verneveltherapie worden ingezet.

De in water opgeloste geneesmiddelen worden verneveld met een zogeheten vernevelaar. Bij het vernevelen met behulp van een vernevelaar speelt de ademcapaciteit van de patiënt meestal geen rol. Het apparaat maakt van de medicatievloeistof

fijne nevel

namelijk een fijne nevel waarin de medicatiedeeltjes zo klein zijn dat ze diep genoeg in de luchtwegen kunnen doordringen. De patiënt dient via een mondstuk de nevel rustig in en uit te ademen.

De druppelgrootte van het medicijn is erg belangrijk voor een goed behandelresultaat. Daarom moet de vernevelkamer waar het medicijn in gaat, goed worden schoongemaakt en moet het apparaat periodiek technisch worden getest en onderhouden. De reden dat er zeer hygiënisch moet worden gewerkt, is dat er een waterige oplossing in de luchtwegen wordt gebracht. Verontreiniging met bacteriën zou de medicijnkamer en/of het apparaat tot een besmettingsbron maken. Afhankelijk van

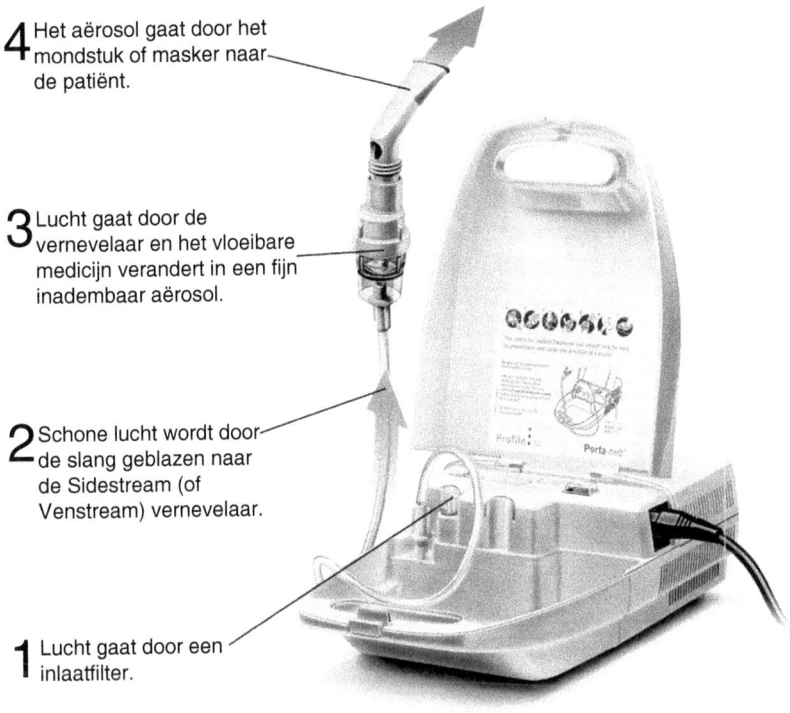

4 Het aërosol gaat door het mondstuk of masker naar de patiënt.

3 Lucht gaat door de vernevelaar en het vloeibare medicijn verandert in een fijn inadembaar aërosol.

2 Schone lucht wordt door de slang geblazen naar de Sidestream (of Venstream) vernevelaar.

1 Lucht gaat door een inlaatfilter.

Figuur 5.1 De PortaNeb-vernevelaar (bron: Romedic bv)

de hoeveelheid en aard van het vloeibare medicijn, het type apparatuur en de toebehoren, is verneveling een activiteit die (veel) tijd kost. Het vernevelen van bijvoorbeeld 2 ml salbutamol in een sidestream-kamer (een type medicatiekamer) met een PortaNeb (een type jetvernevelaar) zal gemiddeld circa 7 minuten vergen (figuur 5.1). Meer vloeistof (en bovenal 'vettige' medicatie, die moeilijker gesplitst kan worden) zal nog meer tijd vergen. Patiënten die vaak moeten vernevelen, zoals patiënten met cystic fibrose, hebben dus groot belang bij optimaal functionerende apparatuur en toebehoren. De therapietrouw wordt anders gemakkelijk negatief beïnvloed.

therapietrouw

5.2 Indicatie voor verneveltherapie

Zoals aangegeven is verneveltherapie niet de behandeling van eerste keus. Een vernevelaar wordt alleen gebruikt in de volgende gevallen.

niet eerste keus

- Inhalatie via de gebruikelijke inhalatoren heeft niet genoeg effect.
- De patiënt krijgt de inhalatietechniek van inhalatoren niet onder de knie, bijvoorbeeld een oudere patiënt met een verkeerde ademhalingstechniek.
- Vernevelen is de enige manier om het geneesmiddel toe te dienen; het gaat bijvoorbeeld om vloeibare medicijnen die niet beschikbaar zijn in poederinhalatoren of dosisaërosol.
- De omgevingslucht is te droog en dit geeft problemen bij mensen met een tracheostoma. Dan kan een vochtvernevelaar worden voorgeschreven die continu water vernevelt om de luchtvochtigheid op peil te houden.

5.3 Procedure

machtiging

De behandelend arts vraagt bij de zorgverzekeraar een machtiging aan voor een vernevelaar en schrijft een recept voor vernevelmedicatie dat wordt ingediend bij de apotheek. Na beoordeling door de zorgverzekeraar geeft deze opdracht aan een facilitair bedrijf (een zorgleverancier die medische apparaten levert) om de vernevelaar en toebehoren te verstrekken aan de patiënt. Samen met de medicatie die door de apotheek geleverd wordt, kan de verneveltherapie worden gestart. De apotheek verstrekt de patiënt informatie over de vernevelmedicatie en geeft de patiënt eventueel instructie. De voorschrijvende arts of het facilitaire bedrijf geeft de patiënt informatie over het vernevelen zelf en alles wat daarbij komt kijken. Voor vragen en problemen met apparatuur en toebehoren, kan de patiënt bij het facilitaire bedrijf en/of de arts terecht. De patiënt kan zich voor informatie, lotgenotencontact en belangenbehartiging ook wenden tot een patiëntenvereniging.

5.4 Apparatuur

stroom of accu

De vernevelaar is een apparaat dat werkt op netstroom en/of een accu. Het zorgt ervoor dat het vloeibare medicijn in kleine deeltjes als nevel of mist via een mondstuk of masker in de luchtwegen komt. Daarbij voert een luchtstroom de medicatiedeeltjes mee uit de medicatiekamer. Het meest gebruikte type vernevelaar is de jetvernevelaar. Bij deze vernevelaar produceert een compressor perslucht die de medicatie in kleine deeltjes meevoert naar de longen. Het apparaat zorgt ervoor dat de medicijnen in de onderste luchtwegen terechtkomen. Nadeel is soms het geluidsniveau, omdat de (compressor)motor rumoerig kan zijn (figuur 5.2). Voorbeelden zijn Pari Juniorboy, Pari Turboboy, PortaNeb en Freeway Freedom.

5.5 Hulpmiddelen

uniek

Elk merk vernevelaar heeft zijn eigen onderdelen. Let erop dat er nooit materiaal van verschillende typen vernevelaars op elkaar wordt aangesloten. Onderdelen van een vernevelaar kunnen zijn:

- het filter (voor reiniging van de omgevingslucht);
- de vernevelslang (de verbinding tussen de vernevelaar en de medicatiekamer);
- de medicatiekamer (houder van de medicatie, levert wat betreft vorm een belangrijke bijdrage aan het verdelen van het medicijn in kleine deeltjes), bijvoorbeeld de sidestream (bij PortaNeb en Freeway Freedom) en Pari LC Sprint (bij Pari Turboboy);
- het mondstuk (wordt op de medicatiekamer gezet en leidt de medicatienevel naar de longen);
- het masker (wordt uitsluitend gebruikt bij kinderen jonger dan vier jaar (baby- of kindmasker) of bij volwassenen die niet goed met het mondstuk overweg kunnen (volwassenenmasker));
- netsnoer (voor aansluiting op het stroomnet) en/of accu (voor ambulant gebruik);
- toebehoren voor patiënten met een tracheostoma (opening in de trachea/luchtpijp).

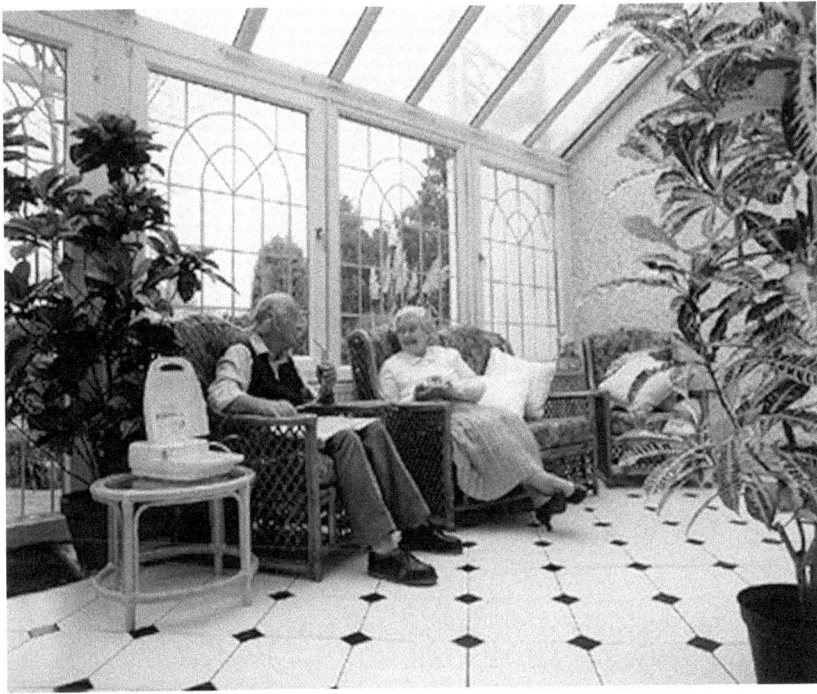

 Figuur 5.2 Het gebruik van een PortaNeb-vernevelaar in de thuissituatie (bron: Romedic bv)

5.5.1 Medicatiekamer

Bij de meeste medicatiekamers bestaat er altijd een uitstoot van nevel in de omgeving. Soms is dit niet gewenst, bijvoorbeeld als er resistentiegevaar bestaat bij het vernevelen van antibiotica in een ruimte waar meer mensen verblijven. In zo'n geval kan de medicatie worden toegediend met een speciale kamer met een gesloten systeem, waarbij de nevel neerslaat in een speciaal filter. Vraag hier zo nodig naar bij het facilitair bedrijf dat de vernevelaar levert. Nog een aandachtspunt is dat bepaalde medicijnen de ogen kunnen irriteren. Daarom verdient het mondstuk, indien mogelijk, de voorkeur boven een masker (figuur 5.3).

resistentie

5.6 Medicatie

Het minimale vulvolume van een medicatiekamer kan per merk verschillen. Controleer dit bij het facilitair bedrijf dat de vernevelaar levert. Bij de sidestream-kamer (met PortaNeb of Freeway Freedom) is het minimale vulvolume 2 ml. Controleer dus altijd het vereiste minimale vulvolume van de kamer. Indien het minimale vulvolume met de medicatievloeistof wordt bereikt, hoeft niet te worden aangevuld. Anders moet, in overleg met/na toestemming van de arts, de medicatie met fysiologisch zout worden aangevuld tot een minimaal volume.

Soms wordt aanvullen met fysiologisch zout ook door de voorschrijvend arts aangegeven, omdat de luchtwegen bevochtigd/geprikkeld moeten worden (bijvoorbeeld voor het verweken en/of ophoesten van slijm).

vulvolume

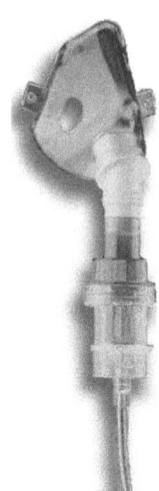

Figuur 5.3 Hulpmiddelen bij verneveltherapie: slang, medicatiekamer en masker (bron: Romedic bv)

Hoe meer vloeistof in de vernevelkamer zit, hoe langer de verneveltijd wordt. Een langere verneveltijd maakt het voor de patiënt moeilijker om het gebruiksvoorschrift te volgen en dat kan de therapietrouw negatief beïnvloeden.

Let op: de kamers hebben ook een *maximaal* vulvolume (voor de sidestreamkamer bedraagt dit bijvoorbeeld 8 ml). Stem dit volume zo nodig af met de arts en/of het facilitaire bedrijf. De apotheker kan informatie verstrekken over (on)verenigbaarheden, houdbaarheid en/of bewaren/vervoer (tijdens een vakantie).

5.7 Schoonmaak

eerste vereiste Het schoonmaken van de medicatiekamer is een belangrijk aandachtspunt. Door het achterblijven van medicatieresten door bijvoorbeeld onvoldoende of onzorgvuldige schoonmaak kan de kamer (gedeeltelijk) verstopt raken, waardoor het vernevelen langer duurt en het aanmaken van kleine volumedeeltjes afneemt. Ook zijn de resten een potentiële bron voor besmetting met bacteriën. De kamer moet worden schoongemaakt conform de voorschriften uit de handleiding of die van het facilitaire bedrijf. Vaak zijn er daarnaast aanvullende voorschriften voor het desinfecteren van de kamer (om bacteriegroei tegen te gaan).

5.8 Links

Leveranciers

Linde Homecare, farmadomo	▶ www.farmadomo.nl
Pari GmbH	▶ www.pari.de
	▶ www.paripharma.de
Mediq Romedic	▶ www.mediqromedic.nl

Informatie

College van Zorgverzekeringen	▶ www.cvz.nl
Astma/COPD	▶ www.longfonds.nl
Stichting September	▶ www.boekenoverziekten.nl
Nederlandse Cystic Fibrosis Stichting	▶ www.ncfs.nl

Vakantie

Nederlandse Branchevereniging Aangepaste Vakanties	▶ www.nbav.nl

Medicatie

KNMP	▶ www.knmp.nl
IVM Instituut voor Verantwoord Medicijngebruik	▶ www.medicijngebruik.nl
College ter Beoordeling van Geneesmiddelen	▶ www.cbg-meb.nl

Enterale toediening

6.1 Aanvullende medische voeding – 84
6.1.1 Volledige medische voeding – 85

6.2 Sondevoeding – 86
6.2.1 Toedieningswijze van sondevoeding – 86

6.3 De pomp en toebehoren – 87

6.4 De rol van de apotheek – 88

6.5 Links – 88

leerdoelen

Aan het eind van dit hoofdstuk weet je:
- welke soorten aanvullende en volledige medische voedingen er zijn;
- welke hulpmiddelen gebruikt kunnen worden bij sondevoeding;
- welke manieren er zijn om sondevoeding toe te dienen.

> **Casus**
>
> Mevrouw Pieterse heeft longkanker. Na alle bestralingen die ze heeft gehad, voelt ze zich erg moe en lusteloos. Het eten staat haar ook tegen. Ze heeft weinig trek en het smaakt haar niet. Zelf geeft ze aan soms wat problemen te hebben bij het slikken. Omdat ze tegelijkertijd wat in gewicht is afgenomen, schrijft de huisarts haar, met behulp van de artsenverklaring Dieetpreparaten, een aanvullende medische drinkvoeding voor.

6.1 Aanvullende medische voeding

ondervoeding

Op voorschrift van arts of diëtist door middel van het ZN-formulier 'artsenverklaring dieetpreparaten' kan een patiënt bij een dreigende ondervoeding aanvullende medische voeding gebruiken. Deze wordt uitsluitend vergoed bij ernstige slik-, passage- of resorptiestoornissen of bij ziektegerelateerde ondervoeding. Ondervoeding ligt op de loer als iemand ziek of herstellende is na een operatie of ziekte en onvoldoende voeding tot zich neemt. Het risico op ondervoeding neemt toe bij ouderen (zo halen ze bijvoorbeeld soms onvoldoende boodschappen door verminderde mobiliteit, eten ze minder of eenzijdig door gebitsproblemen en/of eenzaamheid) en uiteraard bij een ernstig ziekte. Hierdoor kunnen smaakveranderingen optreden en neemt de spontane voedselinname af, terwijl er tegelijkertijd een grotere behoefte is aan voedingsstoffen. Zo ontstaat een tekort aan energie en bouwstoffen zoals eiwitten, vitamines en mineralen.

Ondervoeding vertraagt het herstel, verslechtert de weerstand, leidt tot cognitieve achteruitgang, vermoeidheid en vergroot de kans op spierafbraak, decubitus en kan leiden tot heupfracturen. Bovendien heeft ondervoeding in het algemeen een negatief effect op het welbevinden en de motivatie van de patiënt. Hoewel zorgverleners er tegenwoordig goed op letten dat de patiënt voldoende eet, blijkt uit onderzoeken dat ondervoeding helaas zowel in als buiten het ziekenhuis nog erg vaak voorkomt.

aanvullende voeding

De industrie levert verschillende soorten medische aanvullende voedingen, bijvoorbeeld drinkvoedingen op basis van melk, sap of yoghurt en in variaties als een toetje of soep. Kenmerkend is dat de drinkvoeding in een klein volume (200 ml of minder) aanvullend wordt gebruikt op de dagelijkse voeding, bijvoorbeeld 1 tot 3 verpakkingen. Wanneer alleen drinkvoeding wordt genuttigd, zijn minimaal 7 pakjes per dag noodzakelijk.

Via drinkvoeding krijgt de patiënt, afhankelijk van de samenstelling, naast de benodigde voedingsstoffen tevens extra energie, vezels of eiwitten toegediend. Afhankelijk van de smaakvoorkeur of klachten, zoals slijmvorming, een melkproduct

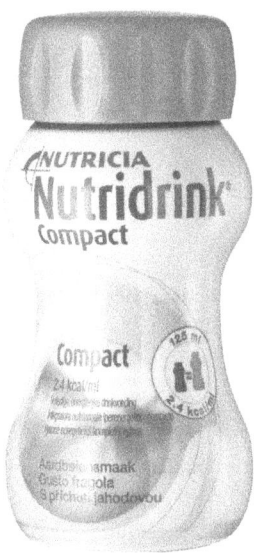

Figuur 6.1 Nutridrink Compact aardbeien (bron: Nutricia Nederland BV)

dat tegen gaat staan of problemen bij het slikken, wordt gekozen voor een product op bijvoorbeeld vruchtensapbasis of een verdikte dieetvoeding als toetje. Door vooral te variëren in smaken en zo nodig in typen tracht de voorschrijver de therapietrouw te vergroten. De smaak van de voorgeschreven voeding speelt een belangrijke rol bij het accepteren van de bijvoeding, naast factoren zoals een duidelijk gebruiksadvies, goede begeleiding en de motivatie van de gebruiker.

Voorbeelden van aanvullende medische voedingen zijn Nutridrink (figuur 6.1), Fresubin en Ensure (volg altijd het voorschrift van de voorschrijver). De voeding moet voor gebruik geschud worden en bij voorkeur gekoeld worden gedronken. Voedingen moeten over de dag worden verdeeld en niet te snel worden opgedronken, omdat ze anders al snel een verzadigd gevoel opleveren. Ongeopend is de drinkvoeding op kamertemperatuur te bewaren en na opening in de koelkast (zie de gebruikstermijn van de fabrikant). Voor een aantal specifieke aandoeningen, zoals onder andere COPD, decubitus, diabetes of kanker, zijn speciale preparaten beschikbaar.

6.1.1 Volledige medische voeding

Het kan nodig zijn om volledige medische voeding te geven omdat de patiënt te weinig voeding tot zich kan nemen en/of een hogere energiebehoefte heeft. Dan kunnen de medische (drink)voedingen als enige worden gebruikt in plaats van de dagelijkse voedingen. Uiteraard worden dan door de diëtist of arts, in vergelijking met de aanvullende voeding, meer verpakkingen per dag voorgeschreven (bijvoorbeeld 6 tot 7). Naast het afdekken van de voedingsbehoefte blijft natuurlijk ook de vereiste vochtinname essentieel.

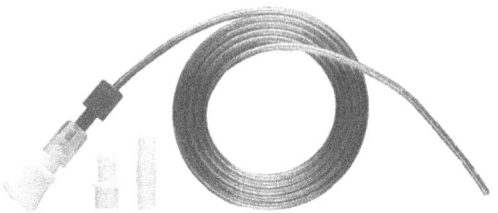

Figuur 6.2 PUR-neussonde (bron: Nutricia Nederland bv)

6.2 Sondevoeding

Sondevoeding wordt gebruikt bij mensen die niet kunnen slikken of ernstige aandoeningen hebben aan maag of darmen. Voor de toediening van sondevoeding wordt een neussonde gebruikt. Deze voedings-, maag- of neussonde wordt door de neus en via de keel en slokdarm ingebracht in de maag (of de darm; duodenumsonde ongeveer 130 cm; uitsluitend in het ziekenhuis). Een sonde is een dun, buigzaam slangetje. Aan het uiteinde van de neus-maagsonde zitten openingen waardoor de sondevoeding in de maag komt. De lengte van de maagsonde bij volwassenen is 110 cm. Aan de sonde zit een connector – afhankelijk van merk en type is dit een mannelijk luer-lock of een kleine of grote trechter (female conisch). De sonde wordt met een pleister op de neus gefixeerd. De externe diameter van de sonde wordt aangegeven in charrière (1=1/3 mm). De voorschrijver houdt bij de keuze van de charrière onder andere rekening met de viscositeit van de voeding en het al dan niet gebruiken van een voedingspomp. Bij volwassenen worden charrière 8 en 10 veel gebruikt. De sonde is gemaakt van PVC (polyvinylchloride), PUR (polyurethaan) of siliconen. Indicatie van de gebruiksduur: PVC 1 week (onder invloed van het maagsap treden namelijk de weekmakers uit en wordt het materiaal bros en brokkelt het af); PUR- en siliconensondes kunnen 6 weken blijven zitten. De laatste twee zijn in vergelijking met PVC minder stug en worden daarom ingebracht met een mandrijn (geleider of voerdraad) of met een verzwaarde tip (bij siliconen) om het inbrengen te vergemakkelijken. Na het inbrengen wordt uiteraard de voerdraad weer verwijderd. Voor de controle op de juiste positie na plaatsing wordt altijd onder meer een pH-strip gebruikt die geschikt is voor een maagsapbepaling, met in ieder geval waarden tussen 2,0 en 9,0 en stapjes van 0,5 punt. Voorbeelden van sondes: Flocare en Vygon Nutrisafe 2 (figuur 6.2).

6.2.1 Toedieningswijze van sondevoeding

Bolus/per portie

Toedienen per portie kan alleen als de sonde in de maag is geplaatst, in verband met de doserende werking van de sluitspier van de maag (pylorus). Deze methode benadert de normale voedingsinname het meest. De hoeveelheid voeding gaat volgens voorschrift; meestal wordt een opbouwend schema gehanteerd tot bijvoorbeeld 250 ml per toediening, 6 tot 7 keer per dag. De sondevoeding wordt ingebracht via een 50 ml-spuit of trechter die direct op de sonde wordt aangesloten. Deze dient uiteraard gedoseerd te worden ingebracht om de kans op problemen als verslikken, diarree, misselijkheid en braken te voorkomen. Voordeel: bolustoediening is niet plaatsgebonden.

Continue toediening
Sondevoeding kan op twee manieren worden toegediend.
- Druppelsgewijs op zwaartekracht. Gedurende 24 uur (dag en nacht) of gedurende een dagdeel (bijvoorbeeld 's nachts) wordt de sondevoeding toegediend met behulp van een toedieningssysteem voor sondevoeding, dat is aangesloten op de voedingssonde. Het systeem is voorzien van een rolregelklem waarmee de snelheid wordt geregeld. Voordeel ten opzichte van bolustoediening: het is hygiënischer, nauwkeuriger en kost onder andere minder tijd van verzorgenden. Nadeel: het beperkt de vrijheid van de gebruiker.
- Druppelsgewijs met een voedingspomp. Een voedingspomp wordt gebruikt als de sondevoeding zeer nauwkeurig en regelmatig moet worden toegediend, bijvoorbeeld bij patiënten met een ernstige aandoening aan het maagdarmkanaal of klachten zoals misselijkheid, braken of diarree. Ook wordt de voedingspomp gebruikt bij patiënten met diabetes mellitus om een ongewenste piekbelasting te vermijden of bij een dikkere consistentie van de sondevoeding. Er zijn verschillende soorten voedingspompen, die elk een bijbehorend pomptoedieningssysteem hebben. Een onderdeel van dit pompsysteem past in de voedingspomp, zodat de voeding gedoseerd, nauwkeurig en gecontroleerd kan worden toegediend. Voedingspompen kunnen ook in een draagtas worden meegenomen, waardoor de patiënt mobiel kan blijven. Voorbeelden van pompen zijn Kangaroo 2100, Flocare Infinity en Applix Smart.

Via PEG (percutane endoscopische gastrostomie)
De PEG-sonde gaat via een kleine opening in de buik naar de maag. Dit wordt ook wel een voedingsstoma genoemd. De PEG wordt in het ziekenhuis ingebracht bij een patiënt met aandoeningen in de slokdarm of het hoofd/halsgebied, of als er sprake is van langdurige toediening van sondevoeding.

Sondevoeding is beschikbaar in verschillende merken, typen, volumes en samenstellingen. Van standaard sondevoeding met alle voedingsstoffen zoals eiwitten, vetten, vitamines, mineralen en water, tot sondevoeding met extra eiwitten (proteïnen), extra energie, extra vezels (multifibre), op soyabasis of juist met minder energie. De arts of diëtist bepaalt welk type en samenstelling gebruikt moet worden, afgestemd op de ziekte en de vocht- en voedingsbehoefte van de betreffende patiënt. Voorbeelden van sondevoeding zijn Nutrison Pack, Jevity en Fresubin. Volg het advies van de firma voor wat betreft houdbaarheid.

6.3 De pomp en toebehoren

De pomp en pompgerelateerde artikelen worden samen (onder andere in verband met de totale productaansprakelijkheid) verstrekt door een facilitair bedrijf. Voor het aansluiten en onderhoud is in eerste instantie een verpleegkundige van het MTH-team (Medisch Technisch Handelen) of een wijkverpleegkundige van de thuiszorgorganisatie verantwoordelijk. Afhankelijk van de situatie wordt dit zo gecontinueerd of neemt na verloop van tijd de patiënt zelf of een naaste dit over.

De medische (sonde)voeding en /of hulpmiddelen kunnen worden geleverd via de openbare apotheek of door het facilitaire bedrijf dat bijvoorbeeld ook de pomp levert. Controleer altijd het contract hierover met de betreffende zorgverzekeraar. Voor het afleveren van medische voeding en/of de bijbehorende hulpmiddelen is het noodzakelijk om de kennis en informatie in de openbare apotheek te hebben om adequaat te kunnen inspelen op de vragen en behoeften van zowel patiënt/mantelzorger, de voorschrijver als verpleegkundigen.

6.4 De rol van de apotheek

Het leveren van drinkvoeding en sondevoeding gaat niet altijd via de apotheek. Heel vaak wordt deze geleverd door facilitaire bedrijven. Toch heeft de apotheek veel te maken met deze patiëntengroep. In het algemeen zijn het ernstig zieke patiënten die naast hun voeding ook veel geneesmiddelen moeten gebruiken.

Zeker bij sondevoeding is het belangrijk om te kijken of de medicatie via de sonde kan worden toegediend, of dat er gezocht moet worden naar alternatieve toedieningsvormen. Verzorgenden en mantelzorgers gaan er vaak van uit dat alle medicijnen verpulverd mogen worden. Voor gecoate en/of retardtabletten is dat echter niet het geval. Wees daar alert op en overleg met de apotheker over alternatieven.

6.5 Links

Nutricia	▶ www.nutriciamedischevoeding.nl
	▶ www.sondevoedingthuis.nl
Cobra Medical	▶ www.cobramedical.nl
Fresenius-Kabi	▶ www.fresenius-kabi.nl
	▶ www.fresubin.nl
Covidien	▶ www.kendallpatientcare.com
Vygon Benelux	▶ www.vygon.nl
Sorgente	▶ www.sorgente.nl
Abbott	▶ www.abbottnederland.nl
	▶ www.medischevoedingen.nl

Op ▶ www.kennisbank.knmp.nl in het handboek *Oralia* staat informatie over toediening van medicatie en het voorkomen van verstopping bij sondevoeding. Op ▶ www.vevn.nl kan de landelijke multidisciplinaire richtlijn neusmaagsonde, november 2011 (status juni 2012; ter autorisatie) worden gedownload.

Zelfcontrole

7.1	Zelftests in de apotheek – 90	
7.1.1	Preventieve screening – 90	
7.1.2	Zwangerschapstests – 91	
7.1.3	Ovulatietests – 91	
7.2	Diabetestestmateriaal – 91	
7.2.1	Het meten van de bloedglucosewaarde – 92	
7.2.2	Metercontrole – 93	
7.3	Bloedstolling – 94	
7.4	Links – 94	

leerdoelen

Na dit hoofdstuk weet je:
- welke zelftests de openbare apotheek kan leveren;
- wat het verschil is tussen ovulatie- en zwangerschapstests;
- welke hulpmiddelen gebruikt kunnen worden bij zelfcontrole door mensen met diabetes mellitus.

Casus

De heer Zoet vraagt of jij even naar zijn glucosemeter wilt kijken. Hij krijgt elke keer een Error-melding en vraagt zich af wat dit betekent. Doet hij misschien iets fout, want met de vorige had hij nooit problemen.

7.1 Zelftests in de apotheek

Op de website van in ieder geval één apotheekformule in Nederland kan de bezoeker zelf een aantal tests uitvoeren. Die betreffen informatie en advies over onder andere huidproblemen, stoppen met roken, diabetes mellitus, een overactieve blaas, COPD en hartziekte. Deze tests zijn indicatief en er wordt uiteraard verwezen naar de huisarts als uit de test afwijkende resultaten komen. Het aanbod aan zelftests op internet neemt toe omdat het in een groeiende behoefte bij de consument voorziet. Het is tevens een extra mogelijkheid om producten en diensten over het voetlicht te brengen. Indien gekoppeld aan een webshop kan het ook een bijdrage leveren aan de omzet van zelfzorg- en hulpmiddelen.

Er is van oudsher ook een aanbod aan (fysieke) zelftests in de openbare apotheek. De bekendste in het assortiment is de zwangerschapstest. Andere tests die kunnen worden aangeboden, zijn bijvoorbeeld tests op alcohol en drugs, op soa's zoals chlamydia en syfilis, de longfunctie, de bloeddruk, het cholesterolgehalte en een tekentest (besmetting met lymeborreliose). Of de apotheek deze ook daadwerkelijk aanbiedt, is afhankelijk van de visie in de apotheek, de betrouwbaarheid van de test en de aanwezigheid van de doelgroep in de apotheek. In het algemeen zijn apothekers in Nederland terughoudender met het aanbieden van zelftests dan in die het buitenland.

7.1.1 Preventieve screening

Naast het aanbieden van zelftests kan de apotheek ook mensen testen, bijvoorbeeld door in de apotheek de bloeddruk te meten, door te testen op een te hoog glucosegehalte in het bloed of door in samenwerking met de Hartstichting of het Longfonds te testen op het cholesterolgehalte of de longfunctie.

Deze tests worden vaak als projecten uitgevoerd tijdens de themaweken van de KNMP. Tijdens de Diabetesweek in november wordt vrijwel elke apotheek de mogelijkheid geboden om het bloed te laten testen op een te hoog glucosegehalte. Vaak wordt dit overlegd met de huisartsen met wie de apotheek veel samenwerkt. Dan worden ook afspraken gemaakt over de informatie die patiënten krijgen en wanneer de apotheek patiënten zou moeten doorsturen naar de arts.

7.1.2 Zwangerschapstests

Een zwangerschapstest registreert in de urine de aanwezigheid van het zwangerschapshormoon humaan chorion gonatrofine (HCG). HCG komt vrij na de bevruchting en innesteling van een eicel. Het hormoon kan in de urine negen tot elf dagen na de laatste ovulatie worden aangetoond. De zwangerschapstest kan worden gedaan vanaf de eerste dag van het uitblijven van de menstruatie. Er zijn twee uitvoeringen: een stick en een cassette. De stick wordt in de urine gehouden. Bij een cassette wordt de urine eerst opgevangen en vervolgens met een pipet in de testopening aangebracht. Verschijnt er een stip of een streep, dan is de vrouw zwanger. Verschijnt er niets, dan is dat niet het geval. Te vroeg testen wordt afgeraden, omdat de test dan nog wel eens een fout-positief of fout-negatief resultaat geeft. Het beste resultaat wordt behaald met ochtendurine, omdat dit de hoogste concentratie HCG bevat.

HCG

7.1.3 Ovulatietests

Ovulatietests sporen de vruchtbare dagen tijdens de cyclus op. Tijdens deze dagen is de kans op zwangerschap het grootst. De tests worden gebruikt door paren die zwanger willen worden. De bekendste ovulatietests van dit moment zijn de Clearblue ovulatietest en Persona teststaafjes. De digitale Clearblue ovulatietest spoort het luteïniserend hormoon (LH) op in de urine. Het niveau van dit hormoon neemt 24 tot 36 uur voor de ovulatie (eisprong) aanzienlijk toe. Als deze toename met de ovulatietest wordt vastgesteld, zijn de twee (vruchtbaarste) dagen in de cyclus begonnen, met de grootste kans op een zwangerschap. Het zijn de dag voor en de dag na de ovulatie. In het digitale display zie je na drie minuten het resultaat. De Persona teststaafjes registreren de concentratieveranderingen in de urine van twee vruchtbaarheidshormonen, namelijk oestrogeen en luteïniserend hormoon, en geven zo aan op welke dagen van de cyclus de grootste kans op een zwangerschap bestaat. Lees voor advisering en/of gebruik altijd de handleiding.

luteïniserend hormoon

7.2 Diabetestestmateriaal

De grootste groep patiënten die in de openbare apotheek hulpmiddelen gebruikt voor zelfcontrole, zijn patiënten met diabetes mellitus. Op dit moment zijn er in Nederland zo'n 740.000 mensen bekend met deze ziekte. Volgens ramingen uit maart 2012 van de Nederlandse Diabetes Federatie stijgt dit aantal naar 1,4 miljoen in 2025. De verwachte toename van diabetes mellitus wordt toegeschreven aan overgewicht, vergrijzing en een betere opsporing. Men verwacht dat in 2025 73% van de patiënten minimaal één aandoening heeft die samenhangt met diabetes mellitus, zoals hart- en vaatziekten en nieraandoeningen. Omdat het in het kader van het welbevinden en de preventie van klachten en complicaties essentieel is dat een normale bloedglucosewaarde (normoglykemie) wordt nagestreefd, dient de bloedglucosewaarde frequent te worden gecontroleerd. Met de resultaten van deze controles kan de behandelaar (huisarts, praktijkondersteuner, diabetesverpleegkundige en internist) de behandeling aanpassen. Door een goede instelling van de bloedglucosewaarden kunnen kortetermijncomplicaties worden voorkomen of verminderd. Bovendien neemt de

zelfcontrole

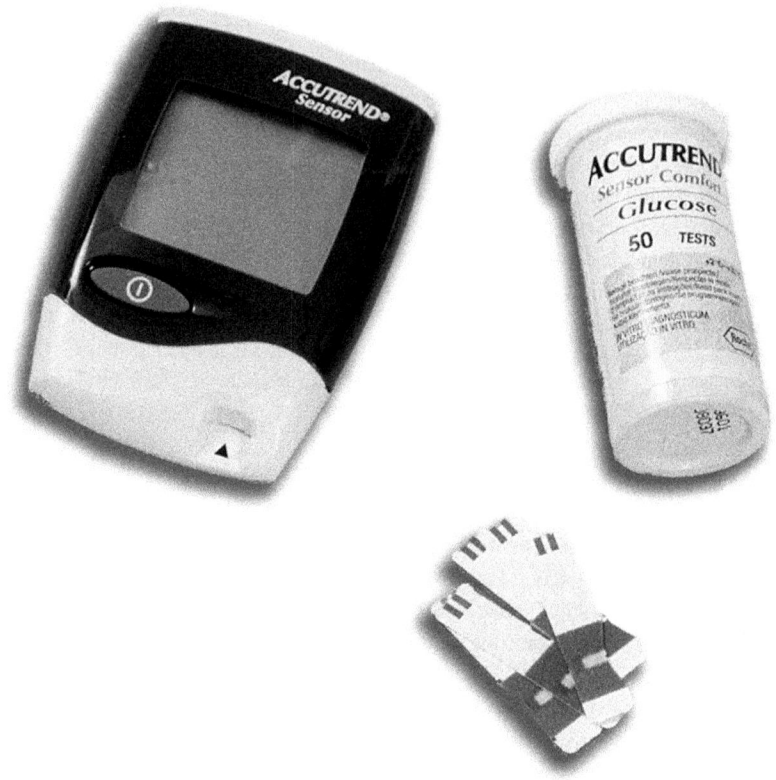

◘ **Figuur 7.1** Bloedglucosemeter met flacon teststrips

levensverwachting evenals de kwaliteit van leven toe doordat langetermijncomplicaties, zoals slechtziendheid of blindheid, worden voorkomen of uitgesteld. Voor een adequate zelfcontrole heeft de patiënt met diabetes mellitus een aantal medische hulpmiddelen nodig, zoals teststrips en prikapparatuur om bloed af te nemen. Voor vergoeding van deze hulpmiddelen komen uitsluitend patiënten in aanmerking die insuline spuiten. Daarnaast kunnen patiënten die de maximale dosering van orale bloedglucoseverlagende medicatie gebruiken en die spoedig zullen starten met de toediening van insuline, diabetestestmateriaal krijgen voor rekening van de zorgverzekeraar. De behandelend arts bepaalt hoe vaak de patiënt het bloedglucosegehalte moet meten.

7.2.1 Het meten van de bloedglucosewaarde

Voor het bepalen van de bloedglucosewaarde zijn een klein beetje bloed en een bloedglucosemeter noodzakelijk (◘ figuur 7.1).

Door middel van een vingerprik met een prikpen en lancet wordt bloed verkregen, dat in een zeer kleine hoeveelheid wordt geabsorbeerd door de teststrip die zich in een bloedglucosemeter bevindt. Vervolgens verschijnt de gemeten bloedglucosewaarde na luttele seconden op de display van deze meter. De glucosemeters werken uitsluitend met hun eigen, specifieke teststrip. Door het concurrerende aanbod gaan de ontwikkelingen op dit gebied snel. De jongste generatie meters is compact, betrouwbaar, snel en hoeft niet meer te worden gecodeerd (*no coding*). Ook de verschijningsvorm van de teststrip is aan verandering onderhevig: naast de losse teststrips, verpakt in een flacon, hanteren sommige firma's een testschijf waarin zich meer individueel verpakte strips bevinden of bevinden de tests zich op een doorlopende tape. Voorbeelden van de testschijf onder andere bij Ascensia Breeze 2 en de tape bij Accu-Chek Mobile.

De informatie in het geheugen van de glucosemeter kan door de behandelaar worden uitgelezen of desgewenst uitgewisseld. De Ascensia Contour bloedglucosemeter kan via de Contour Link zo nodig draadloos communiceren met de Paradigm insulinepomp. Voor de oudere patiënt met diabetes type 2 (en insuline) kan een meter met een groot (verlicht) scherm en grote knoppen en duidelijke cijfers een optie zijn, zoals de One-Touch Vita. Controleer in de apotheek bij uitgifte altijd of de teststrip bij de betreffende meter past en of deze meter wel of niet gecodeerd moet worden. Het coderen zorgt namelijk voor een goede afstemming en samenwerking tussen meter en strip, indien de meter dit niet automatisch doet. Omdat elke nieuwe batch teststrips een iets andere chemische samenstelling kan hebben, dient de aangegeven code op de verpakking van de strips in de meter ingevoerd te worden.

Een ander aandachtspunt is de houdbaarheid van de teststrips. Strips die over de houdbaarheidsdatum heen zijn, kunnen afwijkende waarden geven en mogen dus niet worden gebruikt. Patiënten moeten bij de aflevering van een nieuwe verpakking teststrips worden geïnformeerd over deze houdbaarheid. Bij een lage verbruiksfrequentie van de teststrips moet de apothekersassistent aan de klant de kleinst mogelijke verpakking met een lange houdbaarheid adviseren.

houdbaarheid

Bloedglucosemeters kunnen ook verschillen in de manier van meten; een plasma- of volbloedgerefereerde bepaling. De laboratoria hanteren plasmagerefereerde bepalingen. Omdat de plasmawaarde hoger ligt, moet dit verschil bij een eventuele vergelijking van de waarden worden meegenomen. Op basis van de gemeten bloedglucose kan de patiënt, na voorlichting en/of scholing, anticiperen door bijvoorbeeld het eten van een boterham of door meer te bewegen. Sommige patiënten gaan hierin nog een stap verder; zogenaamde zelfregulatie. Na een intensieve training door de diabetesverpleegkundige kan de patiënt zijn dosering insuline, uiteraard binnen vastgestelde grenzen, aanpassen. Hierdoor blijft hij binnen of dichter bij de gewenste normoglykemie.

zelfregulatie

7.2.2 Metercontrole

In de meeste openbare apotheken wordt jaarlijks een metercontrole gehouden voor de bloedsuikermeters, al dan niet in samenwerking met een klinisch-chemisch laboratorium. Hierbij wordt gekeken of de meter goed functioneert en of teststrip en meter goed samenwerken. De waarden van de glucosemeting worden dan vergeleken met de waarden van een testvloeistof en/of een laboratoriumbepaling. Bovendien wordt dan gekeken hoe de patiënt de meter hanteert en tegen welke problemen hij aanloopt. De metercontrole is zo ook een moment om met de patiënt te praten over het gebruik van de meter. Jaarlijks worden op deze manier problemen opgelost die patiënten niet zo snel uit zichzelf zouden melden of waarvan ze niet op de hoogte waren. De laatste jaren wordt de metercontrole gehouden tijdens de Diabetesweek van de KNMP in november.

Nieuwe ontwikkelingen

De glucosemeter werkt op batterijen en helaas ontbreekt hier de uniformiteit. De batterijen worden meestal gratis verstrekt aan de vaste afnemers in de openbare apotheek. Bij sommige glucosemeters moeten na een wisseling van de batterij(en) bepaalde gegevens, zoals datum en tijd, opnieuw worden ingevoerd. Deze registratie in het geheugen van de meter is zeer belangrijk voor een juiste interpretatie en duiding door de behandelaar. Door innovatie op ICT-gebied en synergie met medische hulpmiddelen zijn er al prachtige nieuwe toepassingen ontwikkeld, zoals een App voor de iPhone en iPad voor verschillende bloedglucosemeters. Door het downloaden van een App die bij de betreffende bloedglucosemeter hoort en eventuele aanschaf van losse meetmodule(s) en toebehoren kan deze desgewenst bloeddruk, temperatuur, gewicht of bloedsuiker meten en registreren (Medisana).

7.3 Bloedstolling

Patiënten die vanwege trombosegevaar cumarines moeten gebruiken, moeten regelmatig de stollingstijd laten bepalen. Nu is er een grote groep patiënten die desgewenst zelf wekelijks de stollingswaarde van hun bloed controleren. Dit is een alternatief voor de frequente controle door de trombosedienst. Op dit moment zijn er zo'n 35.000 mensen in Nederland die dit al zelf doen. De methode is vergelijkbaar met zelfcontrole bij diabetes. Met een CoaguChek XS Softclixpen en lancet wordt via de vinger bloed verkregen dat op de CoaguChek-teststrip wordt aangebracht. Na 1 minuut verschijnt op de display van de CoaguChek XS-meter de INR-waarde (international normalised ratio). De meter controleert automatisch de houdbaarheid van de strip en of deze op de juiste manier is bewaard qua temperatuur en vochtigheid. De gebruiker blijft onder controle bij de trombosedienst voor evaluatie van de behandeling en controle van de meter. Het verstrekken van de testmaterialen voor de bloedstolling gebeurt vooralsnog niet via de apotheek, maar uitsluitend via de trombosedienst.

INR-waarde

7.4 Links

Bloedglucosemeters en teststrips		
Accu-chek Aviva, Mobile	Roche Diagnostics	▶ www.accu-chek.nl
Ascencia Contour, Breeze2	Bayer	▶ www.bayerdiabetes.nl ▶ www.bayer.nl
Freestyle Lite, Insulinx, Precision	Abbott	▶ www.abbottdiabetescare.be/nl
Glucocard Memory	Menarini Diagnostics	▶ www.menarinidiagnostics.nl
One Touch Verio, Vita, Ultraeasy	Lifescan	▶ www.lifescan.nl

Bloedglucosemeters en teststrips

MyLife Pura	Ypsomed	▸ www.ypsomed.nl
Vitadock, Glucodock	Medisana	▸ www.vitadock.com
CoaguChek		▸ www.coaguchek.nl
		▸ www.roche.nl

Ovulatie- en zwangerschapstests

Ovulatietest SAN, Predictor ovulatietest	Omega Pharma	▸ www.omega-pharma.nl
Clearblue ovulatietest		▸ www.clearblue.com/nl
Zwangerschapstest SAN	Omega Pharma	▸ www.omega-pharma.nl
Clearblue zwangerschapstest		▸ www.clearblue.com/nl
Predictor zwangerschapstest	Omega Pharma	▸ www.omega-pharma.nl

Overige hulpmiddelen

8.1	ADL- en verpleegartikelen – 98	
8.1.1	Opvang van de urine – 98	
8.2	Toedienen medicijnen – 99	
8.3	Diagnostiek – 100	
8.3.1	Koortsthermometer – 100	
8.3.2	Bloeddrukmeter – 101	
8.4	Vakantie en reizen – 101	
8.4.1	Insecten – 102	
8.4.2	Teken – 102	
8.5	Anticonceptie – 103	
8.5.1	Condoom – 103	
8.5.2	Spiraaltje – 103	
8.6	Baby's en kinderen – 104	
8.6.1	Bevalling – 104	
8.6.2	Borstvoeding – 105	
8.6.3	Luizen – 105	
8.7	Links – 106	

leerdoelen

Na dit hoofdstuk kun je:
- een aantal producten benoemen die in de handverkoop via de apotheek geleverd kunnen worden;
- per product(groep) aangeven wat de doelgroep is.

Casus

De zoon van de heer Jansen is voor zijn vader op zoek naar een urinaal dat 's nachts kan worden aangelegd en dat niet lekt indien het onverhoopt omvalt. Voor de zekerheid informeert hij ook naar materialen ter bescherming van de dure matras.

In de openbare apotheek worden via handverkoop, naast de zelfzorgmiddelen en cosmetica, ook hulpmiddelen afgeleverd. Incidenteel worden deze vergoed door de zorgverzekeraar, maar meestal niet. De apotheek neemt artikelen op voorraad naar aanleiding van vragen en bestellingen of voorschrift van een arts. Patiënten en klanten van de apotheek kunnen hiernaar vragen of het verzoek kan via de webshop van de apotheek of apotheekketen binnenkomen. In dit hoofdstuk zijn de producten gerubriceerd naar de volgende groepen: ADL- en verpleegartikelen, diagnostiek, reizen/vakantie, anticonceptie en baby's/kinderen. Dit hoofdstuk geeft een indruk van de enorme diversiteit en variëteit in artikelen en doelgroepen, zonder te pretenderen volledig te zijn.

8.1 ADL- en verpleegartikelen

Onder ADL wordt Activiteiten Dagelijks Leven verstaan. ADL-artikelen zijn artikelen die de patiënt kan gebruiken om het dagelijks leven zo lang mogelijk zonder speciale hulp te kunnen voortzetten. Voorbeelden van deze artikelen zijn onder andere easyopeners voor mensen die een beperkte handfunctie hebben, bijvoorbeeld ten gevolge van reuma. Ook hulpmiddelen voor het toedienen van medicijnen zijn bedoeld om ADL-activiteiten zoveel mogelijk zelf nog te kunnen uitvoeren, zoals easyopeners voor flacons of potten of een tablettendoordrukker voor een blisterverpakking.

8.1.1 Opvang van de urine

verpleegartikelen

Verpleegartikelen zijn producten die bij ziekte en vooral bij langdurige verzorging en verpleging in de thuissituatie gebruikt kunnen worden. Via de uitleen van de thuiszorgorganisatie zijn enkele producten ook verkrijgbaar, maar soms kiest de patiënt of mantelzorger er bewust voor om deze zelf te kopen. Te denken valt aan bijvoorbeeld een wasbare stoel- of bedbeschermer, een ondoordringbare matrasbeschermer, ondersteek of urinaal met urinaalhouder.

De ondersteek is een platte ovale of ronde po, zonder of met een deksel, in pulp of herbruikbaar kunststof of metaal, voor de opvang van urine of ontlasting bij een

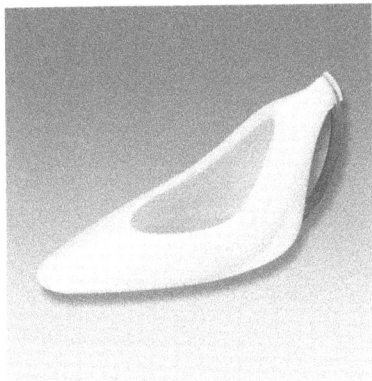

Figuur 8.1 Urinaal (bron: Medeco)

bedlegerige patiënt. Hij wordt ook wel eens 'schuitje' genoemd. Een urinaal is een kunststof of glazen fles voor de opvang van urine, al dan niet voorzien van een deksel. Deze wordt meestal door mannen gebruikt en heet in de volksmond 'fles'. Het urinaal kan met een urinaalhouder aan het bed worden bevestigd. Urinalen zijn in verschillende uitvoeringen verkrijgbaar. Ook is er een compacte, ambulante versie verkrijgbaar (Uribag M). Voor vrouwen zijn er speciale anatomische uitvoeringen, zoals Urifem, Femipan of de Uribag F (figuur 8.1).

Ten behoeve van diagnostisch onderzoek verkopen de meeste apotheken een urinecontainer met deksel voor opvang van urine. De patiënt brengt de urine daarna in de container naar de prikpost van het laboratorium of naar de huisarts voor nader onderzoek.

8.2 Toedienen medicijnen

Medicijndozen zijn bedoeld om de medicatie veiliger en/of gemakkelijker uit te zetten of toe te dienen door patiënt, mantelzorger of zorgverlener. Deze medicijn(doseer)- dozen of uitgifteboxen zijn per dag of per week met zeven dagen ingedeeld. Elke dag is dan onderverdeeld naar vier dagdelen of tijdstippen en deze zijn visueel en soms ook in braille goed afleesbaar. De geavanceerdere uitvoeringen hebben een alarmfunctie (geluid en/of lampje) op het ingestelde tijdstip dat de medicatie moet worden ingenomen. Er zijn ook losse medicijnalarmen met een geluids- en/of trilsignaal (figuur 8.2).

medicijndozen

Tabletvermalers of tabletverpulveraars worden ingezet om een tablet fijn te malen tot een poeder. Het bekendste product is de aloude vijzel/mortier met stamper, maar er zijn ook elektrische medicijnvermalers. Een tabletsplitter of een tabletsnijder is een hulpmiddel om de tablet precies op de gewenste positie te breken. Er zijn ook tablettendoordrukkers voor tabletten in een blisterverpakking, voor mensen die moeite hebben met het uitdrukken van de tabletten.

Andere hulpmiddelen voor het toedienen van medicijnen zijn hulpmiddelen voor het druppelen van oogdruppels of voor oogspoelen.

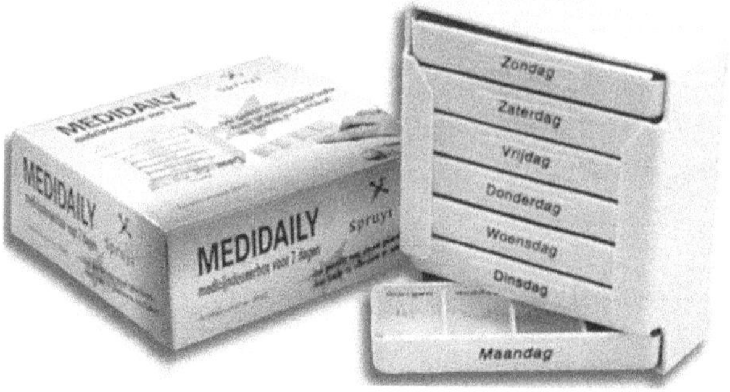

Figuur 8.2 Medicijnverdeeldoos Medidaily (bron: Spruyt-Hillen bv)

Voor het inbrengen van zetpillen in of zalf bij de anus zijn er (latex) vingercondooms. Verder zijn er handschoenen voor het verplegen en wassen van patiënten, die door de thuiszorg of mantelzorger kunnen worden gebruikt.

8.3 Diagnostiek

8.3.1 Koortsthermometer

Producten die gebruikt worden voor het vaststellen of er een ziekte of afwijking is, zijn bijvoorbeeld de koortsthermometers en bloeddrukmeters. Een thermometer meet de lichaamstemperatuur. Bij gezonde mensen schommelt de temperatuur tussen de 36,5°en 37,5°C. Boven 38°C is er sprake van koorts. Er zijn van de thermometer drie digitale typen: de koortsthermometer en de duurdere oorthermometer en voorhoofdthermometer. Ze werken allemaal op batterijen. Een digitale koortsthermometer, met of zonder flexibele punt, meet de temperatuur elektronisch. De temperatuur wordt in enkele seconden gemeten en is op een (verlicht) LCD-display af te lezen. De meter heeft meestal een geheugen voor de laatste meting en een batterij-indicatie, en kan automatisch uitschakelen. Omdat de temperatuur niet over het gehele lichaam hetzelfde is, is het essentieel om steeds op dezelfde plek te meten (oraal, rectaal of onder de oksel; afhankelijk van de specificaties en mogelijkheden van de thermometer). Er zijn voor deze thermometer plastic hoesjes verkrijgbaar. Een oorthermometer meet in 1 of 2 seconden via infrarood de temperatuur van het trommelvlies. Bijbehorende lensfilters worden na elke meting verwijderd en maken het hygiënische gebruik door verschillende personen in het gezin mogelijk. Afhankelijk van merk en type zijn er verschillen in geheugen, signalerings- en alarmfunctie. Een voorhoofdthermometer meet supersnel via infrarood de temperatuur op het voorhoofd. Alle typen zijn in verschillende merken, uitvoeringen en prijsstellingen verkrijgbaar. Inventariseer voorafgaand aan de advisering goed de behoeften, wensen en doelgroep (figuur 8.3).

digitale thermometers

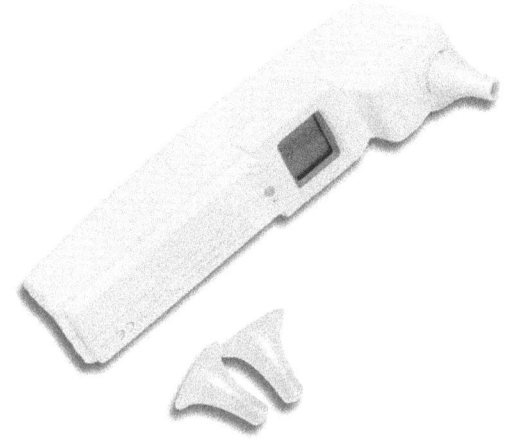

Figuur 8.3 Oorthermometer

8.3.2 Bloeddrukmeter

Een digitale bloeddrukmeter of tensiemeter wordt gebruikt om in de thuissituatie zelf de bloeddruk te meten. Er zijn twee typen: een bloeddrukmeter met een armmanchet en een polsmeter. De bloeddrukmeter met een armmanchet heeft, bij een juiste toepassing, vanwege de betrouwbaarheid de voorkeur. Na het aanbrengen van het armmanchet (afgestemd op de omvang/omtrek) wordt deze automatisch opgepompt. Daarna loopt deze manchet weer geleidelijk leeg, waarbij de eerste puls (boven- of systolische druk) en de laatste puls (onder- of diastolische druk) wordt geregistreerd en weergegeven in het display. Er zijn veel merken en uitvoeringen verkrijgbaar. Bij een polstensiemeter is de houding van de arm essentieel en soms is de meter gevoelig voor bewegingen. Daarom is dit geen eerste keus voor handverkoop.

armmanchet

polstensiemeter

Voor zowel thermometer als tensiemeter geldt dat de aangegeven waarde door de gebruiker moet worden geïnterpreteerd. Daarom zijn het verstrekken van informatie en het geven van advies en instructie voor een juiste toepassing onontbeerlijk.

8.4 Vakantie en reizen

Vakantie en reizen hebben in het leven van de meeste mensen een belangrijke plaats verworven. Er zijn dan ook verschillende hulpmiddelen die de vakantie of reis net iets gemakkelijker, veiliger of comfortabeler kunnen maken. Denk hierbij aan een koeltasje voor insuline voor mensen met diabetes of een verbandtrommel of eerstehulpset First Aid Kit voor in de auto of motor. Er zijn verschillende soorten oordopjes; drukregulerend voor vliegreizen, tegen (omgevings)geluid of herrie en waterdichte bij het zwemmen. Vraag daarom goed door wat de klant wil hebben. Voor kinderen met oorbuisjes die willen zwemmen, worden overigens otoplastieken op maat gemaakt door de gespecialiseerde leverancier. Op reis is niet altijd een toilet aanwezig of blijkt het niet aan onze hygiëne-eisen te voldoen. Daarom zijn er compacte, herbruikbare meeneemurinaals. Deze Uribags zijn er in een versie voor

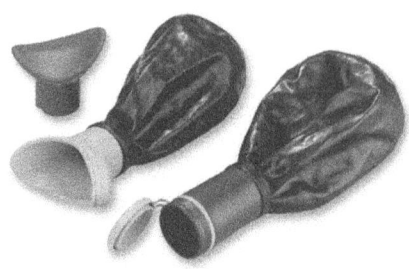

 Figuur 8.4   Uribag (bron: Medeco)

de man (M) en vrouw (F). De urine wordt opgevangen in een gesloten latexzak van 1100 ml, die na gebruik met een dop afgesloten kan worden. De zak kan na lediging en schoonspoelen weer in het kokertje worden opgeborgen. Door het compacte formaat is deze gemakkelijk mee te nemen in de jaszak. Er zijn ook wegwerpsystemen, waarbij de urine tot een gel wordt gebonden, waarna de verpakking in zijn geheel geur en lekvrij wordt weggegooid (bijvoorbeeld Care Plus TravelJohn plaszak, unisex, geschikt voor vrouw, man en kind, meermaals te gebruiken tot de maximale absorptiecapaciteit van 800 ml is bereikt, milieuvriendelijk afbreekbaar) (figuur 8.4).

8.4.1 Insecten

Helaas zijn op reis of vakantie steken of beten van onder andere insecten niet altijd te vermijden. Bij een bijen- of wespensteek is het belangrijk de angel te verwijderen. Er zijn ook vacuümpompjes die pijnloos het gif verwijderen en zo verspreiding in het lichaam voorkomen. Hierdoor worden ook reactie's zoals jeuk, pijn en zwelling verminderd. Voorbeelden zijn ByeBites Gifweg en Care Plus Venimex.

8.4.2 Teken

Teken komen in het hele land voor: in de bossen, in het park, maar ook in de eigen tuin. Een teek is steeds vaker drager van de bacterie *Borrelia burgdorferi*, die de ziekte van Lyme kan veroorzaken. De ziekte van Lyme is een ernstige ziekte die kan leiden tot ontsteking van het hart, gewrichtsontstekingen, krachtverlies en tintelingen in armen en benen, en problemen met het zien.

Bij een tekenbeet is het belangrijk om de teek zo snel mogelijk (binnen 24 uur) te verwijderen met behulp van een tekentang of pincet. Daarna moet het wondje ontsmet worden met alcohol 70% of jodium.

Voor het verwijderen is een tekentang, tekenpincet of tekenverwijderaar geschikt. Elke variant heeft z'n eigen gebruiksaanwijzing (figuur 8.5).

tekentang

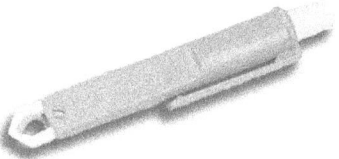

 Figuur 8.5 Tekentang

8.5 Anticonceptie

De apotheek levert natuurlijk de hormonale anticonceptiva (de pil), maar ook een groot aantal andere anticonceptiva wordt via de apotheek geleverd.

8.5.1 Condoom

Om zwangerschap te voorkomen en de kans op soa's (seksueel overdraagbare aandoeningen) te reduceren, is er onder andere het condoom. Meestal wordt hier het condoom voor de man bedoeld: een afrolbare hoes die over de stijve penis wordt aangebracht en aan de voorzijde is gesloten. Er is echter ook een vrouwencondoom, dat hieronder wordt besproken. Het condoom is meestal gemaakt van latex, maar is ook latexvrij in polyurethaan of polyisopreen verkrijgbaar (bijvoorbeeld voor mensen met een (rubber)latexallergie). Voor een optimale bescherming moet de maatvoering goed zijn. Het condoom is daarom leverbaar in verschillende maten, bijvoorbeeld gemiddeld, kleiner, groter of afgestemd op de diameter. Het kan desgewenst worden gecombineerd met een glijmiddel, een zaaddodende pasta, een antibacterieel middel of een virusinactiverende stof. Bij anale seks is een extra sterk condoom vereist.

Het Pasante FC2-vrouwencondoom (voorheen Femidom) is gemaakt van een zeer dunne en zachte nitriel (latexvrije) polymeer. Deze wordt door de vrouw zelf, vóór de gemeenschap, ingebracht in haar vagina. Zij moet zich hierbij houden aan de gebruiksaanwijzing en kan desgewenst een glijmiddel gebruiken. De Pasante FC2 sluit de toegang tot de baarmoeder af.

8.5.2 Spiraaltje

Op recept van een arts kan de apotheek een intra-uterine device (IUD) of spiraaltje leveren. Het koperhoudend spiraaltje is een medisch hulpmiddel van kunststof, in de vorm van een T of hoefijzer, omwikkeld met koperdraad. Een voorbeeld is Multiload CU375. Het veroorzaakt een steriele, asymptomatische ontsteking, vergelijkbaar met een 'vreemdlichaamreactie', in het baarmoederslijmvlies en deels in de eileider. Tevens versterkt het koper de ontstekingsreactie en maakt het de zaadcellen inactief. Hierdoor wordt innesteling van de bevruchte eicel verhinderd. Het hormoonafgevend spiraaltje Mirena bevat levonorgestrel. Dit hormoon wordt gedurende vijf jaar

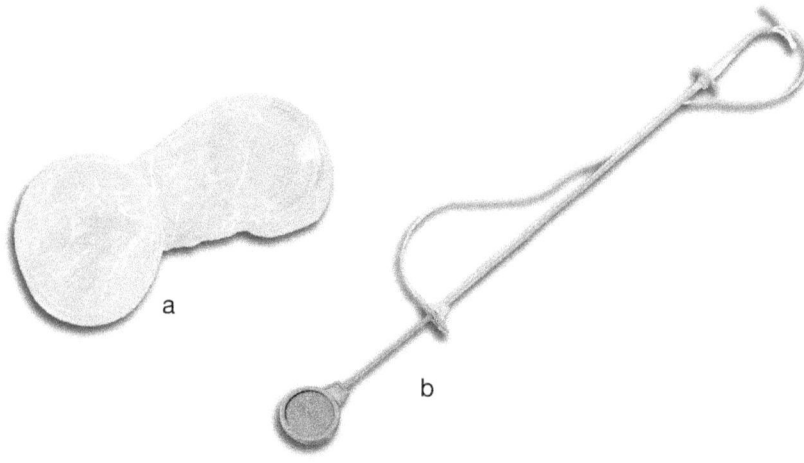

Figuur 8.6   Voorbehoedsmiddelen: a. vrouwencondoom; b. IUD

afgegeven. Door onder andere atrofie van het baarmoederslijmvlies wordt innesteling van de bevruchte eicel voorkomen. Na plaatsing door de arts via vagina in de baarmoeder kunnen de IUD's, mits uiteraard klachtenvrij, gedurende vijf jaar (zowel Mirena als Multiload CU375) blijven zitten. Aan het spiraaltje zitten twee dunne draadjes die uit de baarmoeder hangen. De vrouw moet regelmatig controleren of deze draadjes nog goed zitten. Hiermee wordt het spiraaltje uiteindelijk ook weer verwijderd (figuur 8.6).

8.6   Baby's en kinderen

8.6.1   Bevalling

kraampakket

Bij de bevalling en voor de eerste postpartumdagen zijn speciale artikelen nodig. De kraamzorgorganisatie hanteert een richtinggevende lijst met benodigheden voor moeder en kind. Samen vormen deze artikelen het zogenaamde kraampakket. Het bevat bijvoorbeeld kraamverband, een groot en dik maandverband met hechtstrip, dat het bloed en vocht kan absorberen. Ook zit in het kraampakket een navelklem. Dat is een per stuk verpakt steriel, disposable hulpmiddel, dat wordt gebruikt om na de geboorte het stompje van de navelstreng bij de baby af te binden.

Verder bevat het kraampakket disposable onderleggers, een kraammatras (een sterk absorberende en vochtdichte disposable beschermlaag van de matras tegen het doorlekken van vruchtwater en/of urine), watten, steriele non-woven kompressen, ontsmettingsmiddel, desinfecterende zeep en een digitale koortsthermometer. Zo nodig zijn deze uiteraard ook los verkrijgbaar.

Doordat steeds meer bevallingen in het ziekenhuis plaatsvinden, wordt het kraampakket steeds minder vaak verstrekt.

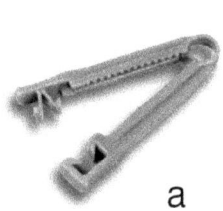 

Figuur 8.7 Hulpmiddelen voor na de bevalling: a. navelklem; b. tepelhoedje

8.6.2 Borstvoeding

Als de moeder besluit om borstvoeding te geven, zijn zoog- of borstkompressen van belang. Dit zijn voorgevormde, sterk absorberende, ronde kapjes die precies op de borst passen. Ze nemen veel vocht/voeding op en beschermen zowel de huid als de kleding tegen doorlekken.

Een tepelhoedje is een siliconen hulpmiddel dat beschermt bij onder andere tepelkloven. Komen tepelkloven ondanks alle voorzorgsmaatregelen toch voor, dan kan een hydrogel kompres gebruikt worden om te huid te beschermen (figuur 8.7).

Het kan voorkomen dat de moeder wel borstvoeding wil geven, maar dat dit niet kan omdat het kind in de couveuse ligt of omdat de moeder aan het werk is. Dan kan met behulp van een borstpomp of afkolfpomp de moedermelk afgekolfd worden en dan met een flesje worden toegediend aan de baby. De borstkolf past enerzijds op de tepel en heeft anderzijds een rubberen ballon of mechanische pomp. Hiermee kan moedermelk uit de borst in het apparaat en zuigfles worden gezogen.

borstpomp

Kinderen hebben veel behoefte aan zuigen. Daarvoor kan een fopspeen dienen. Deze fopspeen heeft verschillende vormen die aangepast zijn aan het mondje van de baby. Als de apotheek in een jonge buurt staat, zal deze vaak veel van dit soort producten op voorraad hebben. In een buurt met veel oudere mensen zal de apotheek deze producten niet leveren.

8.6.3 Luizen

Bij kinderen op de basisschoolleeftijd kan een besmetting met hoofdluis optreden, met als opvallendste kenmerken jeuk en krabben. De levende luis is vaak moeilijk te traceren, maar na kammen met een netenkam (stofkam) worden vaak eitjes (neten) gevonden en die vormen het bewijs. Deze kam heeft lange tanden die zeer dicht op elkaar staan. Bij een luizenkam staan de tanden weer iets verder uit elkaar.

Vaak is het voldoende om kinderen regelmatig te kammen met een netenkam om de luizen en neten te verwijderen. Wel eerst het haar wassen en daarna crèmespoeling gebruiken om het kammen te vergemakkelijken.

De luizencape ten slotte is een nylon hoes die eenvoudig over de jas van het kind kan worden aangebracht. Als de cape is gesloten kan de kinderjas aan de kapstok worden opgehangen. Luizen wordt het zo onmogelijk gemaakt om zich te verspreiden.

8.7 Links

Algemeen

Kraampakket	▸ www.utermohlen.nl ▸ www.heltiq.nl ▸ www.vanheek.com
Zoogkompres	▸ www.medeco.nl
Navelklem	▸ www.natalis.nl ▸ www.vanheek.com
Borstkolf/hydrogel kompres, tepelkloven	▸ www.medela.com
Condoom	▸ www.durex.com/nl

Luizen-/netenkammen

Nisska stofkam	▸ www.mainit-bv.nl
Nitcomb-M2	▸ www.kernpharm.nl
Prioderm shampoo	▸ www.prioderm.nl
Algemeen	▸ www.Luizenradar.nl
Robi Comp	▸ www.spruyt-hillen.nl

Tekentangen

Tekenverwijderaar	Venimex	▸ www.careplus.eu/nl
ByeBites tekenpincet	Gifweg	▸ www.byebites.nl

Verbanddozen/eerste hulp

▸ www.vanheek.com
▸ www.heltiq.nl

Thermometers

Omron	► www.omron-healthcare.com
Hartmann	► www.hartmann.info/nl
Braun	► www.kaz-europe.com
Spengler	► www.spengler.nl
Geratherm	► www.medzorg.nl
Medisana	► www.medisana.nl

Bloeddrukmeters

Braun	► www.kaz-europe.com
Omron	► www.omron-healthcare.com
Medisana	► www.medisana.nl
	► www.vitadock.com
Hartmann	► www.hartmann.info/nl
Spengler	► www.spengler.nl
Microlife	► www.spruyt-hillen.nl
AND	► www.medzorg.nl

Medicijnverdeeldozen

Pillbox one day, dosett medicator, medi-daily, alarm pillbox, Anabox, minimizer, pillaid enzovoort	► www.spruyt-hillen.nl
	► www.anbo.nl/keuzewijzermedicijndozen

Tabletsnijder (splitter)

Doordrukker voor blister, tabletverpulveraar	► www.spruyt-hillen.nl

Oordopjes

Oordop vliegtuig, oordop water, Bio-ears	► www.medzorg.nl
Ohropax	► www.atomic-gehoorbescherming.nl

Urinaal

Uribag	▶ www.uribag.nl
Urifem, spillproof	▶ www.medeco.nl
Care Plus TravelJohn wegwerpplaszak	▶ www.careplus.eu/nl

Ondersteek

▶ www.medeco.nl
▶ www.mainit-bv.nl

Tekentest

Care Plus Tick-Test lymeborreliose	Care Plus	▶ www.careplus.eu/nl

Vergoeding en verstrekking

9.1 Medische hulpmiddelen in de apotheek – 110
9.1.1 Doelmatige verstrekking – 110
9.1.2 Algemene voorwaarden voor aflevering hulpmiddel – 110
9.1.3 Leveranciers – 111

9.2 Groepen hulpmiddelen – 111

9.3 Functiegerichte aanspraak – 111

9.4 Voorbeelden per categorie – 112
9.4.1 Opvangmaterialen voor urine – 112
9.4.2 Voorzieningen voor stomapatiënten – 112
9.4.3 Katheters – 113
9.4.4 Absorberende incontinentiematerialen – 113
9.4.5 Verbandmiddelen – 114
9.4.6 Injectiespuiten – 115
9.4.7 Hulpmiddelen bij diabetes mellitus – 115
9.4.8 Voedingsmiddelen – 116

9.5 Links – 116

Leerdoelen

Na dit hoofdstuk kun je:
- de vier hoofdgroepen benoemen waarin medische hulpmiddelen zijn onderverdeeld en minimaal drie subgroepen benoemen binnen de groep verzorgingsmiddelen;
- in hoofdlijnen de regels voor het aanvragen van medische hulpmiddelen weergeven en van de belangrijkste productgroepen de belangrijkste bepalingen en beperkingen bij verstrekking omschrijven;
- in jouw eigen woorden uitleggen wat functiegerichte aanspraak c.q. voorschrijven is.

9.1 Medische hulpmiddelen in de apotheek

hoofdgroepen

De verstrekking van medische hulpmiddelen is geregeld in het Besluit zorgverzekering. De hulpmiddelen waarmee je in de openbare apotheek te maken krijgt, worden onderverdeeld in de groepen verzorgingsmiddelen, verbandmiddelen, injectiespuiten en hulpmiddelen bij diabetes. Onder verzorgingsmiddelen vallen urine-opvangmiddelen, stomamiddelen, stompkousen, katheters, absorberende incontinentiematerialen en spoelapparatuur voor anaalspoelen. Hulpmiddelen zoals zicht- en gehoorhulpmiddelen, loophulpen, pruiken, schoenvoorzieningen en prothesen voor bijvoorbeeld hand of been worden niet door de apotheek geleverd en dus niet behandeld. De door de apotheek verstrekte hulpmiddelen zijn meestal verbruiksgoederen voor eenmalig gebruik. Maar ook herbruikbare gebruiksgoederen zoals een bloedglucosemeter worden geleverd. De zorgverzekeraar verstrekt aan haar verzekerden bepaalde hulpmiddelen soms in bruikleen. Denk hierbij bijvoorbeeld aan een vernevel- of zuurstofapparaat en een tv-loep.

bruikleen

9.1.1 Doelmatige verstrekking

zorgkosten

Door de vergrijzing, medische vooruitgang en een toegenomen zorgconsumptie is er een aanhoudende stijging van de zorgkosten. Dit is ook van toepassing op de medische hulpmiddelen. De overheid wil de (stijging van de) kosten zoveel mogelijk beheersen. Daarom legt ze in een regeling zorgverzekering nauwkeurig vast wanneer iemand recht heeft op een hulpmiddel, uiteraard met voorwaarden en beperkingen. Het aantal hulpmiddelen waarop dit recht bestaat, wordt globaal aangegeven. Een regeling kan snel worden gewijzigd en geeft de overheid dus de mogelijkheid om in te spelen op de actualiteit. Deze aanpassingen beogen een doelmatige verstrekking door de zorgverzekeraars. Onder doelmatig wordt verstaan: goedkoper bij gelijkwaardige kwaliteit.

doelmatige verstrekking

9.1.2 Algemene voorwaarden voor aflevering hulpmiddel

verstrekking

Een hulpmiddel wordt alleen verstrekt als het dient tot behoud, herstel of bevordering van bepaalde lichaamsfuncties. De zorgverzekeraar kan toestemming tot een verstrekking weigeren of er voorwaarden aan verbinden, maar kan ook een eerder afgegeven toestemming weer intrekken, als de verstrekking redelijkerwijs overbodig, onnodig duur, onnodig gecompliceerd of ondoelmatig is. Speciale hulpmiddelen worden alleen vergoed als er sprake is van een extra handicap.

De aanvraag (het recept) voor de eerste aanschaf moet in het algemeen vergezeld gaan van een schriftelijke toelichting van de behandelaar (huisarts, specialist, verpleegkundig specialist). Als de toestemming eenmaal is verleend, is er volgens de regeling geen schriftelijke toelichting meer nodig. De verzekerde ontvangt bericht en zo nodig ook de arts en de leverancier. De verzekerde is verplicht het hulpmiddel goed te onderhouden.

toelichting

9.1.3 Leveranciers

De zorgverzekeraar kan voor elk hulpmiddel een contract met een leverancier afsluiten. Dat kan bijvoorbeeld een openbare apotheek zijn, maar ook een organisatie van apothekers, of een medische speciaalzaak of postorderbedrijf. In de regeling staat als voorwaarde een leverplicht binnen 24 uur. De apotheek komt voor bepaalde hulpmiddelen als eerste in aanmerking in verband met continuïteit door de waarneming in avond-, nacht- en weekenddienst, die voor elke apotheek is geregeld. Een verzekerde is in principe vrij in de keuze van een leverancier. Een zorgverzekeraar kan deze keuze overigens wel inperken via het eigen verzekeringsreglement, om zo de verzekerde te verplichten om de hulpmiddelen af te nemen bij de door de verzekeraar gecontracteerde leverancier. Indien de verzekerde hiervan afwijkt, wordt het hulpmiddel niet (volledig) vergoed. In het contract tussen zorgverzekeraar en leverancier kunnen aanvullende afspraken staan over geprotocolleerde uitgifte, voorlichting en instructie, doelmatig gebruik, controle en registratie. In zo'n zorgplan of zorgdossier kunnen soms ook beperkingen van de hoeveelheid zijn opgenomen. Per regio/verzekeraar kunnen er verschillende uitvoeringsafspraken zijn, hoewel dit door schaalvergroting van de zorgverzekeraars steeds minder het geval is. De grote vier zorgverzekeraars hebben elk nog steeds hun eigen protocollen en afspraken. Alleen voor verbandmiddelen zijn er nu uniforme afspraken voor alle verzekeraars.

contract

vrije keuze

zorgdossier

9.2 Groepen hulpmiddelen

Bij de declaratie is het noodzakelijk om aan te geven tot welke groep hulpmiddelen een afgeleverd artikel behoort. Deze gegevens staan in de Z-index, de algemene databank van alle producten die via apotheken geleverd kunnen worden. Er is een algemene groepsindeling (tabel 9.1; de hulpmiddelengroepen zijn cursief gedrukt).

declaratie

9.3 Functiegerichte aanspraak

De minister van VWS heeft in 2008 bepaald dat de aanspraak op hulpmiddelenzorg voor 2012 functiegericht omschreven moest zijn. Dit betekent dat de cliënt recht heeft op de 'meest adequaat functionerende oplossing'. Om dit te regelen, moet worden gezocht naar een perfecte match tussen dat wat een persoon wil, kan en mag (in termen van beoogd functioneren) en dat wat het hulpmiddel hem/haar kan bieden. Dus het functioneren van de cliënt staat centraal en niet het hulpmiddel.

beoogd functioneren

Tabel 9.1 Groepen hulpmiddelen

CA = katheters en toebehoren	IN = injectiemateriaal
CO = compressiehulpmiddelen	NG = niet-omschreven artikel
DI = diversen	PE = pessaria
DR = diagnostica/reagentia	SP = specialité
DV = damesverband	ST = stomaverzorgingsmiddel
EC = externe katheter	TC = generieke tablet
FP = farmaceutisch preparaat	TS = testmateriaal
GH = grond- en hulpstof	UR = urinezak en toebehoren
HM = homeopathisch geneesmiddel	VB = verbandstof
IK = incontinentieartikel	

9.4 Voorbeelden per categorie

9.4.1 Opvangmaterialen voor urine

afvoerend

Urineopvangzakken met de noodzakelijke hulpstukken ter bevestiging aan been of bed. Deze materialen zijn nodig voor cliënten met een urinestoma, een externe katheter of een verblijfskatheter. Alleen de eerste aanvraag moet vergezeld gaan van een schriftelijke toelichting van de behandelaar. In de regeling wordt geen beperking gesteld aan de hoeveelheid per aflevering. In het zorgplan is meestal wel een beperking van de af te leveren hoeveelheid opgenomen. Deze beperking houdt in dat per aflevering voor maximaal een maand aan materiaal mag worden meegegeven.

beperking

9.4.2 Voorzieningen voor stomapatiënten

stomahulpmiddelen

Onder voorzieningen voor stomapatiënten worden verstaan: systemen ter bevestiging op een stoma voor de opvang van feces of urine, bestaande uit opvangzakjes en kleefplaten, de daarbij benodigde hulp- en verbindingsstukken, opvulmaterialen, stomapluggen en stomapleisters; spoelapparatuur met toebehoren; de noodzakelijke huidbeschermende zalven of crèmes, niet zijnde geneesmiddelen; afdekpleisters en katheters bestemd voor een continent stoma.

Bij stomata wordt een onderscheid gemaakt in colostoma, ileostoma, urostoma en continent stoma. En tevens qua materialen in een eendelig of tweedelig systeem, stomapluggen en irrigatie. Voor aflevering van stomamateriaal wordt een gemiddeld aantal gehanteerd, conform regulier verbruik. Naast de apotheek zijn er veel andere leveranciers die deze markt bedienen. Belangrijk is dat de apotheek met de patiënt goede afspraken maakt over levering en voorraad. Tevens dient men goed geïnformeerd te blijven over de actuele ontwikkelingen. Bij vragen en/of problemen kan er

verbruik

altijd een beroep worden gedaan op de stomaverpleegkundige, praktijkondersteuner of de contactpersoon van de farmaceutische groothandel/industrie.

9.4.3 Katheters

Tot de katheters behoren de eenmalige en verblijfskatheters met toebehoren. Alleen de eerste aanvraag moet vergezeld gaan van een schriftelijke toelichting van de behandelaar. In de regeling zijn er geen beperkingen gesteld aan de hoeveelheid per aflevering.

afvoerend

9.4.4 Absorberende incontinentiematerialen

In de regeling worden genoemd: wegwerpinlegluiers voor incontinentie tot een bepaald maximumaantal (en zo nodig wegwerpfixatie/netbroekje); wegwerpluierbroeken voor incontinentie tot een bepaald maximumaantal; wasbare inlegluiers en luierbroeken voor incontinentie; anaaltampons.

niet afvoerend

Voor het afleveren van het absorberende incontinentiemateriaal is veelal tussen de zorgverzekeraar en de leveranciers/apotheken een apart hulpmiddelencontract opgesteld, waarin de praktische afspraken staan. Centraal hierin staat het zorgplan. Voordat tot aflevering van absorberend incontinentiemateriaal mag worden overgegaan, moet bijvoorbeeld als onderdeel van een protocol een vragenlijst worden ingevuld. In het zorgplan moet zowel de behandelaar als de apotheek een aantal gegevens vastleggen. De voorschrijver moet de indicatie en het behandelplan vermelden, en de apotheek moet de materiaalkeuze verantwoorden. Tevens wordt afgesproken wie de gebruiker gaat voorlichten en er worden afspraken gemaakt over de controle op de af te leveren hoeveelheid. Ten slotte moet geregeld worden gevraagd of de gebruiker nog tevreden is over het materiaal. Dit omvat niet beschermende onderleggers, tenzij er sprake is van een bijzondere, individuele zorgvraag (bijvoorbeeld hygiënische problemen die alleen met een onderlegger zijn op te lossen).

zorgplan

controle

Indicatie
Aanspraak op wegwerpinlegluiers, wegwerpluierbroeken en wasbare inlegluiers en luierbroeken is beperkt per leeftijd, hoeveelheid en soms indicatie. In de regeling staat dat de aanspraak op de genoemde groepen bestaat vanaf de leeftijd van vijf jaar en indien er sprake is van:
- incontinentie voor feces die langer bestaat dan twee weken;
- incontinentie voor urine die langer bestaat dan twee maanden;
- ondersteuning van bekkenbodemspieroefeningen of blaastraining (bij bijvoorbeeld stressincontinentie) ten laste van de zorgverzekering voor de duur van de behandeling van de urine-incontinentie;
- ziektebeelden zoals aandrang- of urge-incontinentie, waarvan mag worden aangenomen dat de incontinentie niet vanzelf geneest of waarbij bekkenbodemspieroefeningen of blaastraining niet (voldoende) zullen helpen.

criteria vergoeding

Geen vergoeding

eigen rekening

Alles buiten de omschrijving chronische incontinentie wordt niet vergoedt. Bovendien is er een leeftijdsbeperking. Kinderen kunnen normaal gesproken tot en met vier jaar niet-zindelijk zijn en worden daarom in deze leeftijd van verstrekking uitgesloten. Een uitzondering is er voor kinderen van drie en vier jaar met een niet-fysiologische vorm van incontinentie, bijvoorbeeld kinderen die door een verstandelijke en/of lichamelijke handicap nooit zindelijk zullen worden.

bedplassen

Nachtelijk bedplassen (enuresis nocturna) is van verstrekking uitgesloten. Dit kan voorkomen bij kinderen boven de vier jaar en ook nog op oudere leeftijd. Hoewel het een vervelend en belastend probleem is voor de betrokkenen, mag het incontinentiemateriaal niet voor rekening van de zorgverzekeraar worden geleverd.

Aflevering in de praktijk

beperking hoeveelheid

In het algemeen is de aanspraak op wegwerpinlegluiers en wegwerpluierbroeken cumulatief gemaximeerd tot 455 stuks per drie maanden. De maximering van het aantal (vijf incontinentiematerialen per 24 uur) berust op ervaringsgegevens van onder andere de industrie. Indien er meer dan vijf stuks per 24 uur nodig zijn, is er meestal sprake van een verkeerde materiaalkeuze en/of onjuist gebruik. Deze gebruiksnorm voldoet in de regel en bij overschrijdingen moet contact opgenomen worden met de patiënt om te kijken of het materiaal wel afdoende is voor zijn situatie. Indien nodig wordt overleg gepleegd met de zorgverzekeraar over aanpassing van de hoeveelheden. In het leverancierscontract is vaak vastgelegd dat de afleverhoeveelheid die in één keer mag worden afgeleverd, niet meer mag zijn dan wat voldoende is voor het gebruik gedurende een maand.

gebruiksnorm

Functiegericht voorschrijven

dagprijs

incontinentie-profiel

Zorgverzekeraar Achmea heeft per 1 juli 2012 een dagprijssystematiek ingevoerd voor absorberende continentiematerialen. De leverancier stelt door middel van een intake vast tot welk incontinentieprofiel de verzekerde behoort. Vervolgens wordt een materiaalkeuze gedaan en worden de aantallen vastgesteld die het beste bij deze patiënt passen. Dit moet adequate, doelmatige zorg en de juiste declaratiecategorie opleveren. Er zijn door deze zorgverzekeraar zeven patiëntprofielen gemaakt (van 0 tot en met 6; met verschillende gradaties van incontinentie en verbruik van materiaal in een periode (dag, week), gekoppeld aan dagprijzen). Dit bepaalt de vergoeding die de apotheek per patiënt, per dag kan declareren. Waarschijnlijk volgen VGZ en CZ begin 2013 met eenzelfde systematiek.

9.4.5 Verbandmiddelen

chronische aandoening

Verbandmiddelen komen voor vergoeding in aanmerking als deze nodig zijn voor de behandeling van een chronische wond. Voor verbandmiddelen geldt dus dat ze niet vergoed worden, tenzij aan een aantal voorwaarden is voldaan. De belangrijkste is dat de verbandmiddelen worden gebruikt bij een chronische aandoening waarvoor een langdurige behandeling noodzakelijk is. Bij chronische aandoeningen moet onder andere worden gedacht aan decubitus (doorliggen), een open been (ulcus cruris), een chronische huid- of vaataandoening met ontstekingen, wonden veroorzaakt door diabetes mellitus, fistels, kanker en/of kankerbehandeling en brandwonden.

Zorgverzekeraars Nederland heeft hiervoor een aanvraagformulier verbandhulpmiddelen ontwikkeld. Dit formulier wordt door de voorschrijver en leverancier van verbandmiddelen als voorschrift gebruikt en geeft antwoord op de vraag of verbandmiddelen al dan niet worden vergoed (vanaf de eerste behandeldag of voor rekening van de verzekerde).

aanvraagformulier

Chronische wondzorg is hier in algemene zin omschreven als 'indien er langer dan 14 tot 21 dagen wondzorg noodzakelijk is en de wondzorg begeleid moet worden door arts en/of verpleegkundig specialist en indien er factoren zijn die het fysiologische genezingsproces van een wond verstoren'. De leverancier, en dat is veelal de apotheek, moet zorgen voor doelmatige aflevering, dus niet te veel of te grote verpakkingen. De apotheek hanteert het verbandmiddelenformulier als een recept.

9.4.6 Injectiespuiten

Met injectiespuiten worden vaste spuit-naaldcombinaties, losse spuiten/naalden, maar ook injectiepennen bedoeld. Er is alleen aanspraak op vergoeding van spuiten en naalden als het gaat om een aandoening die langdurig gebruik noodzakelijk maakt. Dit betekent dat niet alleen mensen met diabetes mellitus in aanmerking komen, maar ook mensen die zich gedurende lange tijd moeten inspuiten met middelen zoals (geslachts)hormonen en vitaminen. De term 'langdurig' is dus niet gelijk aan levenslang. Voor bepaalde beperkingen of handicaps, zoals blindheid en een verstoorde motoriek (bijvoorbeeld bij de ziekte van Parkinson), kan door de verzekerde aanspraak worden gemaakt op een aangepaste injectiespuit, indien redelijkerwijs alleen deze uitvoering volstaat. Spuiten die worden gebruikt voor het toedienen van geneesmiddelen via een sonde of toediening aan kinderen komen in principe niet voor vergoeding in aanmerking. In de praktijk is daarover met de zorgverzekeraar wel een afspraak te maken.

langdurig gebruik

De aanvraag voor de eerste aanschaf van het injectiemateriaal dient vergezeld te gaan van een schriftelijke toelichting van de behandelend arts. Voor vervolgleveringen is dit niet nodig.

schriftelijke toelichting

9.4.7 Hulpmiddelen bij diabetes mellitus

De hulpmiddelen bij diabetes mellitus omvatten prikapparatuur en lancetten, bloedglucosemeter, teststrips en een draagbare, uitwendige insulinepomp met toebehoren.

insulinetherapie

Al deze hulpmiddelen worden vergoed voor patiënten met diabetes mellitus die insuline gebruiken (en voor degenen die het maximale aantal orale bloedglucoseverlagende middelen gebruiken en gaan starten met insulinetherapie). Na toestemming voor het test- en bloedafnamemateriaal is dit vervolgens niet meer nodig. Het prikapparaat en de bloedglucosemeter mogen niet eerder dan drie jaar na de verstrekking worden vervangen op kosten van de zorgverzekering. Het aantal lancetten dat wordt vergoed, komt overeen met het aantal toegestane teststrips, afhankelijk van de indicatie. Indien er een speciale uitvoering van bijvoorbeeld een bloedglucosemeter noodzakelijk is, dient dit te worden aangetoond met een doktersverklaring. Bij

vervanging

service

metercontrole

de aanschaf van de meter wordt de batterij (of oplaadapparatuur) vergoedt, maar niet de vervanging. Dit neemt dan de apotheek als service aan de verzekerde voor haar rekening. Over merken en typen worden afspraken gemaakt tussen de betreffende zorgverzekeraar en de voorschrijvers. Dit heeft zowel een therapeutisch, door goed vergelijkbare meetresultaten, als economisch voordeel voor inkoop door de zorgverzekeraar. In het contract met de leverancier staan vaak eisen ten aanzien van een jaarlijkse controle van de meter (op een juiste samenwerking met de strip). Van de teststrip mogen maximaal 1600 exemplaren per jaar worden vergoed. In het zorgplan wordt overigens een aantal verschillende indicaties aangegeven. Indien een groter aantal nodig is of bij eventuele overschrijding, dient dit beargumenteerd te worden aangevraagd.

9.4.8 Voedingsmiddelen

dieetpreparaat

artsenverklaring

dieetproduct

ernstige slik-, resorptie- of passagestoornis

Farmacotherapeutisch Kompas

Bij voedingsmiddelen wordt onderscheid gemaakt tussen een dieetpreparaat en een dieetproduct. Een dieetpreparaat is een voeding die enteraal (via de mond) wordt toegediend en die in vergelijking met normale voeding zowel een gewijzigde chemische als natuurlijke samenstelling heeft. Deze voeding is geïndiceerd bij een ziekte van het maagdarmkanaal, een stofwisselingsstoornis of een voedselallergie. Op aanvraag van arts en diëtiste kan de voeding met een artsenverklaring volgens Zorgverzekeraars Nederland (zie ▶ www.zn.nl) afgeleverd worden door de apotheek. Voorbeelden van dieetpreparaten zijn bijvoorbeeld Nutrison en Nutridrink. Een dieetproduct is een voedingsproduct dat op dieetadvies wordt ingezet en uitsluitend een gewijzigde chemische samenstelling heeft, bijvoorbeeld glutenvrij brood.

Dieetpreparaten komen in principe niet voor vergoeding in aanmerking, tenzij er sprake is van een met name genoemde aandoening. In het algemeen geldt dat die machtiging wordt verstrekt bij aandoeningen van het maag-darmkanaal als er sprake is van een ernstige slik-, resorptie- of passagestoornis. Ook als sprake is van een stofwisselingsstoornis of een voedselallergie (bijvoorbeeld overgevoeligheid voor gluten of koemelk) die met een dieetpreparaat hanteerbaar kan worden gemaakt, bijvoorbeeld kinderen met een ernstige vorm van voedselallergie. Specifieke voedingspreparaten met een aangetoond gunstig effect op bijvoorbeeld decubitus (Cubitan) en COPD (Respifor) worden na goedkeuring van de artsenverklaring vergoed. In het *Farmacotherapeutisch Kompas* staat in bijlage 2 een overzicht van dieetpreparaten en voedingsmiddelen met hun indicaties. Er is een vergoedingsvoorwaarde voor bijlage 2-geneesmiddelen en -dieetpreparaten: de arts moet de artsenverklaring invullen en tekenen. De apotheek controleert met behulp van deze bijlage 2 of aflevering ten laste van de zorgverzekering akkoord is.

9.5 Links

Zorgverzekeraars Nederland	▶ www.zn.nl

Woordenlijst

ACT
ambulante compressietherapie

adhesief
klevend

anaëroob
levend en groeiend in afwezigheid van zuurstof

antibacterieel
tegen bacteriën gericht

AP
afkorting voor een ontlastingstoma

asymptomatisch
niet kenmerkend

atrofie
afname, slinken

bandagist
leverancier van onder andere therapeutisch elastische kousen

bekkenbodemspier
platte spier die de bodem van het bekken vormt

CF
cystic fibrose

colostoma
stoma op de dikke darm

conetip
puntje op de zuiger van een injectiespuit die precies in de conus past

continent stoma
stoma dat de patiënt zelf kan legen met een katheter

convex
bolvormig

CVA
cerebro vasculair accident, beroerte

cystic fibrose
taaislijmziekte, aangeboren ziekte met long- en darmaandoeningen

dehydratie
uitdroging

desinfecterend
ontsmettend

diabetesverpleegkundige
verpleegkundige gespecialiseerd in de zorg voor patiënten met diabetes

diastolische bloeddruk
onderdruk

disposable
wegwerp, eenmalig gebruik

enuresis nocturna
nachtelijk bedplassen

enteraal
via maagdarmkanaal

epiduraal
in de epidurale ruimte (ruimte tussen ruggenmerg en wervelkolom)

exsudaat
wondvocht

extramuraal
buiten de muren van een instelling

flebitis
aderontsteking

fluff
pulp, gemaakt van houtvezels

granulatieweefsel
nieuwgevormd, goed doorbloed rood weefsel

hemostatisch
bloedstelpend

HCG
humaan choriongonatrofine (zwangerschapshormoon)

hub
kapje op injectienaald, bevestigingspunt voor naald op de injectiespuit

hypotoon
te slap

hypertoon
te strak

hydrofiel
vochtopnemend

hydrofoob
vochtafstotend

ileostoma
stoma op de dunne darm

incontinent stoma
stomamaterialen vangen de urine of de ontlasting op; de patiënt heeft er geen controle over

incontinentie
het onvermogen om urine en/of ontlasting op te houden

incrustatie
aanslag/neerslag van bijvoorbeeld urinezouten op de verblijfskatheter

infuusnaald
canule waarop een infuussysteem kan worden aangesloten

intramusculair
in de spier

irrigatie
spoelen van bijvoorbeeld de darm via een colostoma

in situ
ter plaatse, plaatselijk

intermitterend
met tussenpozen

intramuraal
binnen de muren van een instelling

katheter
buisje dat in de urinebuis wordt ingebracht om urine uit de blaas te laten lopen

kathetertip
taps toelopend, geleidelijk dunner wordend uiteinde van de spuit

lancet
scherp naaldje voor in de prikpen

LH
luteïniserend hormoon

luer
bepaalde aansluiting van conus-injectiespuit

luer-lock
luer-aansluiting met schroefdraad

maceratie
verweking van wondranden

metastasen
uitzaaiingen bij kanker

mictie
urinelozing

necrose
dood weefsel

neet
eitje van luis

Nelaton-punt
rechte, ronde punt van de katheter

normoglykemie
normale bloedglucosewaarde

obstipatie
verstopping

occlusief
afsluitend van omgevingszuurstof

oedeem
overmaat aan vocht, vochtophoping

otoplastieken
op maat gemaakte, perfect passende gehoorbeschermers

overloopincontinentie
druppelsgewijs urineverlies uit een overvolle blaas

ovulatie
eisprong

palliatieve zorg
richt zich op het verbeteren van de kwaliteit van leven van mensen die ongeneeslijk ziek zijn en hun naderend sterven onder ogen moeten zien

parenteraal
toediening van medicatie en/of voeding buiten het maag-darmkanaal om

PEG
percutane endoscopische gastrostomie (opening naar de maag via de buikwand, die door middel van een endoscoop is aangelegd)

PEJ
percutane endoscopische jejunostomie (opening naar de dunne darm via de buikwand, die door middel van een endoscoop is aangelegd)

poortnaald
speciaal geslepen, niet-ponsende naald voor het aanprikken van een poortsysteem

poortsysteem
inwendig injectiereservoir met een katheter

postoperatief
na de operatie

preoperatief
voor de operatie

prikaccident
prikongeval aan een gebruikt scherp voorwerp (naald of instrument) waarbij hulpverlener of betrokkene het risico loopt op besmetting met bijvoorbeeld een virus

prolaps
verzakking van de baarmoeder of uitstulping van de darm naar buiten

resorptiestoornis
opnamestoornis

re-usable
herbruikbaar

scrotum
balzak

sonde
dunne buigzame slang om enteraal voeding (en/of medicatie) toe te dienen

stressincontinentie
het niet kunnen ophouden van de urine bij plotselinge verhoging (stress) van de druk in de buik (bijvoorbeeld bij hoesten, lachen, niezen)

strictuur
een vernauwing van de plasbuis

substitutie
vervanging

suprapubisch
via de buikwand boven het schaambeen (os pubis)

synergie
samenwerking

systolische bloeddruk
bovendruk

TEK
therapeutisch elastische kous

tepelkloof
wondje in de tepel

Tiemann-punt
spitse, iets gebogen punt van de katheter

TPV
totale parenterale voeding

TTMN
Thuiszorg Technologie Midden Nederland

UP
afkorting voor een urinestoma

urethra
plasbuis

urge-incontinentie
een plotseling optredende sterke, niet te onderdrukken drang om te urineren

urineretentie
het achterblijven van urine in de blaas

urostoma
stoma voor urine

venflonnaald
infuusnaald met bijspuitpunt

vleugelnaald
(butterfly-)naald met twee zijdelingse vleugels

vochtabsorberend
optimaliseren van vochtig wondmilieu door absorptie van de overmaat aan vocht

vochtcreërend
creëren van een vochtig wondmilieu in een droge wond

vochtregulerend
optimaliseren van een vochtig wondmilieu door zo nodig opname of afgifte van vocht

voedingsstoma
een opening in de buikwand naar de maag voor toediening van voeding

voorgestanst
de gewenste opening wordt door de fabrikant op maat gemaakt

zelfcontrole
patiënt controleert zelf de bloedwaarde of het ziekteverloop

zelfregulatie
patiënt past zelf de dosering van geneesmiddelen aan, op basis van eigen bevindingen en binnen vastgestelde grenzen

Register

A

aan- en uittrekhulpmiddel 48
aanvraagformulier verbandhulpmiddelen 115
absorberend verband 43
Activiteiten Dagelijks Leven 98
adhesief 31
ADL-artikel 98
afkolfpomp 105
aftap 20
alginaatverband 45
Alzheimer, ziekte van 5
ambulante compressietherapie 47
anaaltampon 12
antibacterieel zalfgaas 44
anti-emboliekous 48
AP (anus praeter naturalis) 26
applicator 12
armmanchet 101
assortimentsschema 13

B

badslip 10
ballonpomp 66
bedplassen 114
bedzak 20
beenzak 20
beenzakhouder 21
bekkenbodemspieren
- hypertoon 4
- hypotoon 4
bekkenfysiotherapeut 4
belangenbehartiging 78
beoogd functioneren 111
besluit zorgverzekering 110
blaaskanker 26
blaasontsteking 17
blaasspoeling 20
blisterverpakking 99
bloeddrukmeter 101
- armmanchet 101
- polstensiemeter 101
bloedglucosemeter 92
bolus 59
Borrelia burgdorferi 102
borstkompres 105
borstpomp 105
brandwond 41
buisverband 49, 51
butterfly 59

C

CADD-pomp 67
carcinoma 26
charrière 17, 87
chirurg 26
CoaguChek 94
cohesief windsel 49
cold/hot-pack 50
colitis ulcerosa 26
colostoma 26, 27
- irrigatiesleeve 27
- minizak 27
- stomaspoelzak 27
condoom 103
connector 17, 87
continentiemateriaal 114
Contrelle Activgard 11
conus
- katheter- 61
- luer- 61
- luer-lock- 61
convex-huidplaat 34
COPD 76
Crohn, ziekte van 26
CVA 5
cystic fibrose 69, 76

D

dagprijssystematiek 114
darmkanker 26
darmspoeling 12
decubitus 34, 41
dehydratie 29
diabetes mellitus 55, 91
diabetische voet 41
diagnostiek 4
dieet 12
dieetpreparaat 116
dieetproduct 116
disposable 5
doktersverklaring 115
doorkoppelen 21
doorslaapsysteem 9
dosisaërosol 76
dossier 17
driekante doek 50
drinkvoeding 88
dwarslaesie 17

E

easypump 66
eigen rekening verzekerde 115
elastomeerpomp 66
elektronische pomp 67
Engels pluksel 50
epidurale ruimte 68
evaluatiegesprek 17

F

facilitair bedrijf 78, 88
fecescollector 13
fecesincontinentie 11–13
fecesopvangzak 13
fixatie 12
flensmaat 30
foam 46
fopspeen 105
FPZ-protocol 13
functiegerichte aanspraak 111

G

gebruiksgoederen 110
geïmpregneerd gaas 44
gesloten systeem 79
gespecialiseerde verpleegkundige 33

H

handverkoop 98
hechtstrip 49
helpdesk 51
hemostatisch 46
heparineslot 60
herenverband 8
honingverband 46
hoofdluis 105
hub 61
huidirritatie 12
huidverzorging 12
hulpmiddelencontract 113
hydrocolloïd 30
hydrocolloïdverband 44
hydrofiberverband 45
hydrofiel 5
hydrofoob 5, 44
hydrogel 46

I

ideaalwindsel 51
ileostoma 26, 27
incontinentie 2
- aandrang- 4
- druppel- of overloop- 4
- dubbele 12
- feces- 11
- inspannings- 3
- stress- 3
- urge- 4
- urine- 3
incontinentiemateriaal
- anaaltampon 12
- consistentie 12
- doorslaapsysteem 9
- fixatie 12
- hydrofiel 5
- hydrofoob 5
- maatvoering 12
- pants 8
- wasbaar 9
- wegwerpmateriaal 5
incontinentieprofiel 114
incontinentietampon
- Contrelle Activgard 11
incontinentieverband 5
incontinentieverpleegkundige 12
infuus
- canule 61
- systeem 61
- zak 63
inhalatie 76
injectienaald 54, 61
injectieplaats 55
injectiespuit 54, 61
- aangepaste 115
inlegverband 7
- absorptiecapaciteit 8
- herenverband 8
INR-waarde 94
insectenbeten 102
insuflon 58
insuline 92
insulinepen 55
insulinepomp 58, 93
intakegesprek 13
intra-uterine device 103
irrigatie 13
irrigeren 27

J

jeuk 50, 102, 105

K

katheter
- ballon- 18
- eenmalige afname- 17
- externe condoom- 10
- foley- 18
- gecoate 18
- startpakket 10
- tweeweg- 18
- verblijfs- 18
katheterisatieset 19
katheterogen 17
kathetertipconus 54
klysma 27
KNMP
- Diabetesweek 58, 94
- kennisbank 51
- themaweken 90
Kombirom 13
koolstoffilter 32
koolstofverband 46
koortsthermometer 100
korterekzwachtel 47
koud/warmkompres 50
kraampakket 104
kraamverband 104
kringspier 12
kussenhoes 10

L

laboratoriumbepaling 93
lancet 92
langerekzwachtel 48
latexallergie 103
ledigingsfase 17
lekkage 47
leverplicht 111
lotgenotencontact 78
luerconus 54
luer-lockconus 54
lui oog 49
luizencape 106
Lyme, ziekte van 102

M

machtiging 78
matrasovertrek 10
medicijn(doseer)doos 99
medicijnalarm 99
medische speciaalzaak 26, 34, 111
metercontrole 93
methotrexaat 61
mitella 50
morfine 60
MTH-team (Medisch Technisch Handelen) 87
multipele sclerose 5

N

naaldencontainer 55
navelklem 104
Nelaton-punt 18
netenkam 105
netverband 49
neurologische ziekte 5
neussonde 86
normoglykemie 91

O

obstipatie 13
oncolyticum 61
onderlegger 9
ondersteek 98
ondervoeding 84
oogpleister 49
oogverband 49
oorthermometer 100
opioïden 60
overzichtsschema 13
ovulatietest 91

P

Paragon 66
parenterale toediening 61
Parkinson, ziekte van 5
patiëntendossier 17
patiëntenvereniging 2, 17
PEG-sonde 87
pennaald 56
pessarium 10, 11
- Hodge- 11
- tandem- 11
- zeef- 11
pH-strip 86
pijnbestrijding 60
plasmagerefereerde bepaling 93
plastic slip 10
pleister 48
poederinhalator 76
polyposis coli 26
poortnaald 60

poortsysteem 60
port-a-cath 68
postoperatief 30
postorderbedrijf 26
preventieve screening 90
prikaccident 69
prikpen 57, 92
privacy 13
profylactische kous 48
prolaps 4
protocol 13
psoriasis 61

R

radiotherapie 42
re-cappen 69
recept 78
rectum 11
reishulpmiddelen 101
residu 4
resistentiegevaar 79
reumatoïde artritis 61
rubberallergie 103

S

schrompelblaas 20
schuimverband 46
seksueel overdraagbare aandoeningen 103
semipermeabel 44
sling 50
snelverband 50
sondevoeding 86
- medicatie 88
- spuit 87
- trechter 87
- voedingspomp 87
- zwaartekracht 87
spinale ruimte 68
spiraaltje 103
spuitenpomp 68
startpakket 10
steeklaken 9
steungevend verband 51
steunkous 48
stoma 26
- colo 27
- continent 33
- ileo 27
- incontinent 26
- tracheo- 30
- uro- 29

Stomavereniging Harry Bacon 26
stomaverpleegkundige 26, 33
stomazak 32
stretchbroekje 8
strictuur 4
stripeffect 30
systemische bijwerking 76

T

tabletsnijder 99
tabletsplitter 99
tablettendoordrukker 99
tabletvermaler 99
tabletverpulveraar 99
taboe 2
tape 51
tekenpincet 102
tekentang 102
tekenverwijderaar 102
tensiemeter 101
tepelhoedje 105
terugslagventiel 20
teststrip 93
therapeutisch elastische kous (TEK) 48
therapietrouw 77
thuiszorg
- farmaceutische 51
Tiemann-punt 18
TIME-model 41
toilettraining 5
totale parenterale voeding (TPV) 68
tracheostoma 30
trombosedienst 94
TTMN-verpakking 61

U

uitgiftebox 99
uitvoeringsafspraak 111
ulcus cruris 41, 47
UP (urethra praeter naturalis) 27
ureter 29
urinaal 99
urinaalhouder 99
urinecontainer 99
urineretentie 17, 18
- ledigingsfase 17
- vullingsfase 17
urineverlies, mate van 13
urinezak 20
- bedbeugel 21

- bedzak 20
- beenband 21
- beenzak 20
- beenzakhouder 21
uroloog 26
urostoma 26, 29

V

vacuümpomp 102
veerpomp 67
veneuze insufficiëntie 47
venflonnaald 61
verbanddoos 50
verbandhandschoen 50
verbandoverall 50
verbruiksgoederen 110
verbruiksnorm 7
vernevelaar 76
- jet- 78
- ultrasonore 78
vernevelen 76
vernevelkamer 76
verneveltherapie 76
verstrekking 110
vervolggesprek 13
verzorgingsmiddelen 110
vet gaas 44
vingercondoom 100
visusstoornis 56
vleugelnaald 59
vochtindicator 8
voedingspomp 87
voedingsstoma 87
volbloedgerefereerde bepaling 93
volumetrische pomp 68
voorgestanst 30
voorhoofdthermometer 100
vragenlijst 13
vrouwencondoom 103
vullingsfase 17
vulvolume 79, 80

W

watten
- synthetische 50
- vette 50
- witte 50
WCS-model 42
wegwerpmateriaal 5
WHAM-vragen 51
windsel 49
wond 39

- brand- 41
- chemische 39
- chronische 41
- elektriciteits- 39
- infectie- 39
- oncologische 41
- stralings- 39
- t.g.v. circulatiestoornis 41
- thermische 39

wondfolie 44
wondgenezing 39
wondverpleegkundige 51

Z

zelfkatheterisatie 17, 18
Zelfzorgstandaard Wondjes 51
zilververband 46
Z-index 111
zoogkompres 105
zorgconsumptie 110
zorgdossier 111
zorgplan 111, 113
zorgverzekeraar 3, 17
zwachtel
- korterek- 47
- langerek- 48

zwaluwstaartje 49
zwangerschapstest 91

GPSR Compliance
The European Union's (EU) General Product Safety Regulation (GPSR) is a set of rules that requires consumer products to be safe and our obligations to ensure this.

If you have any concerns about our products, you can contact us on

ProductSafety@springernature.com

In case Publisher is established outside the EU, the EU authorized representative is:

Springer Nature Customer Service Center GmbH
Europaplatz 3
69115 Heidelberg, Germany

www.ingramcontent.com/pod-product-compliance
Ingram Content Group UK Ltd.
Pitfield, Milton Keynes, MK11 3LW, UK
UKHW051251180426

11947UKWH00020B/1648